U0002521

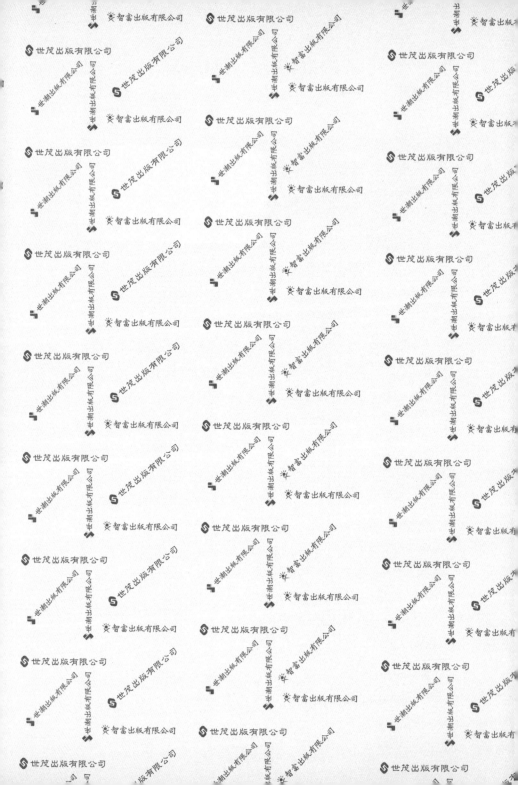

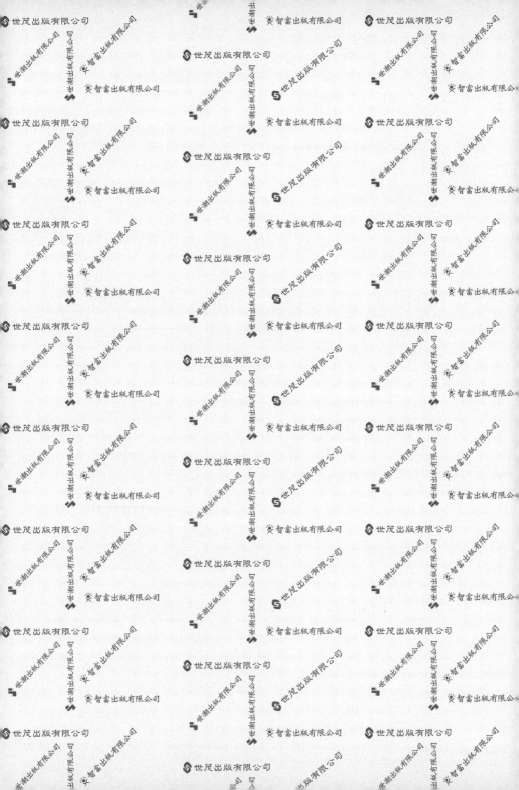

元祖
蔬菜湯強健法

彩色圖解版

李鴻奇◎編著

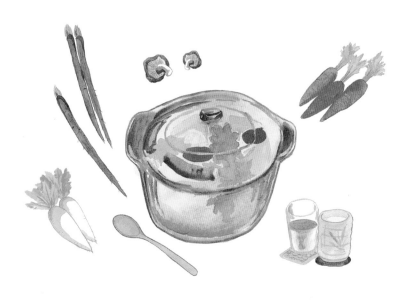

本書改版自《保健治病蔬菜湯》一書

■|前言|

　　現代的生活環境處處充滿危機，只要稍不注意就有可能踏上「生病之路」。因此，坊間各種強調有保健塑身效果的器材或健康食品一直非常盛行。然而身邊輕易隨手可得的蔬菜，才是真正大地所要賜予我們的。比起任何東西，自然的恩惠更值得我們感謝。

　　知道嗎？土壤的奧祕遠超乎你我的想像，隨手抓起的少量土壤中，可是存在著數量超過台灣人口的微生素呢！從土壤中自然發芽、成長的蔬菜，自然而然地便接受了多種營養素的恩惠。

　　雖然我們都知道「多吃蔬菜有益健康」，但以現代人的飲食習慣來看，要做到「多吃蔬菜」，談何容易？加上許多人根本已經忘記了大自然恩惠，輕忽了蔬菜的重要性，因此往往導致罹患疾病。

　　其實經由上億微生物及營養素所培育長成的蔬菜，是具有優秀抗生素般的療效。而目前風靡各地的蔬菜湯更是專為忙碌現代人所設計，一種只要花短短的時間，就能簡單迅速完全攝取到蔬菜營養的神奇食療方法。

　　但是市面上流傳的蔬菜湯療法有許多種，本書所介紹的是以接受土壤恩惠最多的根菜類為主。我們特別挑出白蘿蔔、白

蘿蔔葉、胡蘿蔔、牛蒡、香菇這五種蔬菜，分別說明其各自療效，及流傳於民間的健康療法。最後再介紹將此五種蔬菜組合熬煮的日本「神奇野菜湯」之驚人奇效及服用後改善身體狀況的親身實例。希望能讓大家一窺蔬菜湯的奧祕。

　　不過，我們仍要強調，雖然蔬菜湯具有如此神奇的效能，但是這畢竟只是預防而不是治療。當您患有疾病時，最好還是請教具專業知識的醫護人員，並養成正確的生活習慣。期盼本書能帶給您健康的生活！

|目錄|

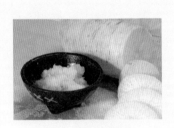
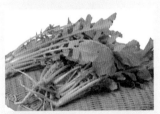
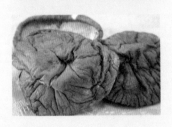

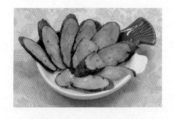

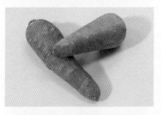

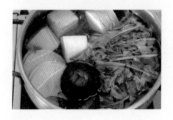

目錄

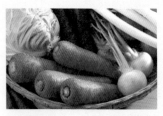

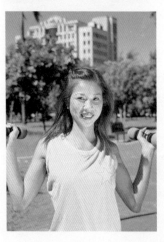

第一章
白蘿蔔

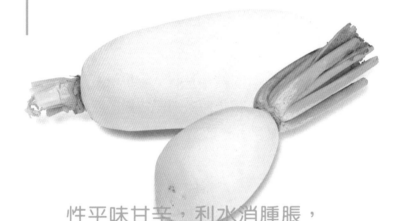

性平味甘辛，利水消腫脹，
大宣肺氣

　　白蘿蔔含有豐富的營養價值：高量食物纖維、維生素 A、B 群、C、E、P，鐵、磷、鉀、鈣等礦物質。其中維生素 C 含量是檸檬的兩倍，可促進鐵的吸收；鈣質含量亦十分豐富，是菠菜的兩倍以上，多補充可預防骨質疏鬆。白蘿蔔還含有大量的消化酵素可促進消化液的分泌，調整體質，幫助維持消化道機能促進新陳代謝。值得注意的是：白蘿蔔的營養成分大多儲存在外皮，如果是削皮的白蘿蔔，營養價值便只剩一半。

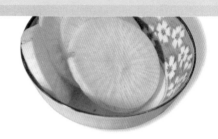

白蘿蔔的療效

● 能夠消毒，使血液潔淨

白蘿蔔含有很豐富的維生素 C、葉紅素、維生素 P、鐵、鈣、「澱粉酶」（消化酵素的一種，在人體內促進化學反應的物質），以及「木質素」。

尤其是白蘿蔔所大量含有的「澱粉酶」具有很強的解毒作用。在吃烤肉、烤魚時，如果也同時吃一些白蘿蔔泥（把白蘿蔔磨成泥狀者）的話，它就能夠分解消除烤肉、烤魚所產生的致癌性物質。

同時，白蘿蔔含有豐富的「木質素」（一種食物纖維）也能夠抑制癌細胞的發生。而維生素 P 則能夠保持血管的柔軟與彈性。

現代人由於多食肉類、油脂，又加上食物含有許多添加物，造成精神緊張焦躁，血液混濁等等現象。正因為如此，導致紅血球變質、白血球的活動性降低，最後自然疾病叢生。因此健康的第一步，就是使血液潔淨。

白蘿蔔能夠掃除血液中的毒素、雜質，對袪病延年很有幫助。關於這一點，已經由一項實驗獲得證明。

學者們以一百名男女為對象進行研究，以各五十名分

成Ａ、Ｂ兩組。Ａ組與Ｂ組男女各吃相同量的蛋糕後一小時，此時搬運糖分到肝臟的紅血球都變形，而彼此黏合在一起。

再叫Ａ組的男女吃磨成泥狀的白蘿蔔，Ｂ組的男女則沒有吃白蘿蔔泥。如此經過不久以後，Ａ組男女的紅血球連鎖被解開，血液變成潔淨而容易流動的狀態。但是，Ｂ組男女的紅血球仍然處於連鎖的狀態。

這是因為白蘿蔔的「澱粉酶」酵素分解了多醣類（葡萄糖等連結成的鏈狀物質）的緣故。由此可見，白蘿蔔對淨化血液有很大的幫助。

● 能使白血球活性化

白蘿蔔的辛辣成分「異硫氰酸酯」能夠使白血球活性化，而且作用力非常強烈。白血球活性化以後，人體的免疫力就會增強。免疫力增強以後，自然治癒力也會跟著提高，因此能夠快速地修復身體的異常。

正因為可以使荷爾蒙分泌、自律神經、過敏性反應等正常化，所以能夠改善很多症狀。像高血壓、糖尿病、腰痛、風濕痛、耳鳴等都能夠獲得改善。

● 能夠分解多餘的膽固醇與脂肪

過多的脂肪與膽固醇都對健康很不利，將造成各種生

活習慣病。而白蘿蔔所含有的多種分解酵素（所謂「酵素」，乃是指能夠在體內促進化學反應的物質）不僅能夠消除血液中的膽固醇、中性脂肪，亦能夠分解動物性蛋白質所造成的老廢物，對淨化血液很有幫助。

● 改善腎機能、排出毒素

由於免疫機能異常而引起的膠原病，至今為止，仍然沒有明確的治療法。唯一已知的治療方法，就是增進身體的健康狀態。

而白蘿蔔即能夠調整五臟的機能，使它們的作用變得活潑，尤其是能夠大幅度改善腎臟的機能，對於排出體內毒素有很大的幫助。同時它又能夠提高胃腸的機能，幫助消化吸收，所以只要持續攝取，就能夠增強基礎體力。

● 具有消炎作用

吃「白蘿蔔泥」，或者飲用「白蘿蔔茶」（做法將於後面介紹）以後，由於白蘿蔔所含有的「過氧化氫酶」(catalase)作用，新鮮的血液會充分地流到發炎的部位，而快速消除發炎的症狀。

● 具有健胃作用

白蘿蔔由於含有「澱粉酶」等的消化酵素，所以具有

健胃作用，能夠快速解決消化不良問題。所以逢到胃部不舒服、腹部漲痛、下痢、噁心時，只要吃一些「白蘿蔔泥」，或者喝「白蘿蔔茶」就能夠快速收效。

● 對多痰的咳嗽很有效

往昔的人，逢到胸部悶熱，痰多的咳嗽，以及呼吸困難時都懂得吃一些「白蘿蔔泥」。

其實，像肺病所引起的咳嗽、喀血、炎症、喉嚨感到阻塞、聲音沙啞，不能言語的症狀，「白蘿蔔泥」亦可以迅速發揮功效。

● 對浮腫也有效

逢到食後身體感到倦怠，難以排出小便，四肢浮腫時，最好也時常吃一些「白蘿蔔泥」。如此持續吃一段時期的「白蘿蔔泥」之後，浮腫就會消退。

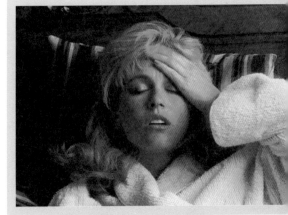

● 對糖尿病也有幫助

糖尿病的患者感到口渴時，不妨喝一些「白蘿蔔

汁」。做法是把白蘿蔔磨成泥狀，再利用一條紗布包住白蘿蔔泥，擠出白蘿蔔汁）。因爲白蘿蔔汁能抑制代謝的過度快速，使胃腸的機能良好，排泄出多餘的水分，藉此改善糖尿病的緣故。

● 有效吃白蘿蔔的訣竅

白蘿蔔固然有益於健康，不過生白蘿蔔屬於寒性的食物，且有使身體冷涼的作用。對於體質屬於陽性，身體具有充足熱氣的人固然很有效，但是體質屬於寒性的人就要注意了。

不過，白蘿蔔只要稍微加溫，就能夠暖和胃腸，增進吸收率。基於這一點來說，以喝「白蘿蔔茶」最爲有效。

所謂的「白蘿蔔茶」，主要是使用「白蘿蔔泥」製成。再加上少許的薑泥（薑磨成泥狀）、綠茶以及醬油製成。

體質方面屬於寒性的人以飲用「白蘿蔔茶」較合適，而體質方面屬於熱性的人可以吃白蘿蔔泥，也可以飲用「白蘿蔔茶」，單憑自己的愛好決定。

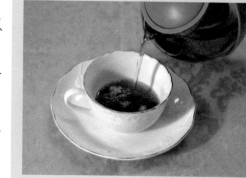

<u>體證實例</u>

C型肝炎的疲倦消失 　　　　　　　　（高雄王女士）

　　到目前為止，我已經每天持續吃「白蘿蔔泥」半年左右。在這之前，我大多數時間都躺在床上，過著病人一般的生活，如今卻硬朗了許多。情形和當初恰恰相反，大半天都不必躺在床上，所以我感到很高興。

　　長年以來，我一直被C型肝炎折磨得痛不欲生。距今大約十年以前，我因為時常感到疲倦，走起路來腳步也是踉踉蹌蹌，納悶之餘到醫院接受檢查，才知道自己罹患了肝病。

　　那時醫生叮嚀我必須住院。我聽了醫生的話，便住進附近的一家醫院，接受打點滴的治療。

　　不過在出院後，渾身倦怠感仍舊沒有消失，所以我仍然持續地接受打點滴的治療方式。並且每隔兩個月都要接受一次肝功能的檢查。

　　那時我之所以大半天都躺在床上，不外是血壓時常會升高。而每逢血壓升高時，我的頭就會痛起來，並且會感覺到眩暈，所以只好躺在床上。

　　那時，醫生就會開降壓劑給我服用。我雖然按照醫生

的吩咐服用降壓劑，但是內心還是有些不服氣，所以一直在打聽能夠降低血壓的民間藥方，想藉此擺脫降壓劑。

所幸，有人介紹一位食療家給我。他告訴我只要調整歪斜的骨骼，或者改變生活方式，使血液變成潔淨的話，身體自然的治癒力就會發生作用，能夠改善種種病痛。

他也說過，對於我的症狀，食療將比藥物治療更為有效。而我則認為只要能夠消除我渾身的倦怠感，無論做什麼事情我都願意試試。

這一位食療家叫我吃「白蘿蔔泥」。

白蘿蔔的取得不費任何功夫，而且只要把它磨成泥狀就好，實在太簡單不過了。

食療家叮嚀我必須每天持續地吃。所以我就挑肚子比較饑餓的時間吃白蘿蔔泥，在早晨以及夜晚吃飯前，先吃大約兩大匙的白蘿蔔泥。

以普通大小的白蘿蔔來說，每次只要使用二公分多的長度就足夠了。首先把白蘿蔔洗乾淨，接下來，只要把它磨成泥狀，淋上少許醬油就這樣吃下去。

剛開始吃白蘿蔔泥時，胃部都會感覺到些微的不舒服，但是只過了一段時間後就習慣了。

如今想起來，似乎從那時起我的身體狀況就開始好轉。在這以前我常常缺乏食欲，如今肚子則已經會感到饑

餓。

不必再打點滴，服用量也減少

自從開始吃「白蘿蔔泥」以後，我就不再打點滴了。

如此持續吃「白蘿蔔泥」一個月以後，渾身的倦怠感也減輕了很多。

雖然我仍然持續地在服用降壓劑，但我時常忘記服用，如今卻已經不再像以前一般，血壓會頻頻上升。

在吃「白蘿蔔泥」以前，我的收縮血壓時常升到一八〇，而在吃「白蘿蔔泥」後，再量血壓時已經降低到一四〇。醫生看了這種情形之後，便叫我減少降壓劑的服用量。

最近，那位食療家又教我飲用「白蘿蔔茶」。

「白蘿蔔茶」仍然是以「白蘿蔔泥」為主要的原料，再加入少許的薑、醬油、綠茶所製成。這種「白蘿蔔茶」

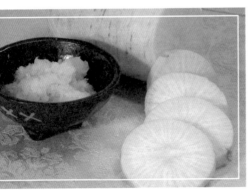

喝下去後，身體會倍感暖和，所以我很喜歡喝。

在以前，我曾經有過血尿的症狀，血糖值也過高了一些。但是如今醫生卻說，我已經沒有血糖值過高的現象，尿中也沒有

混雜著血液了。

雖然每逢勞動過度，身體還是會感到倦怠，但是整體地說來，身體狀況比以前好多了。

現在我唯一感到不甚方便的地方是，視力方面比較差。但是那一位食療家說，吃「白蘿蔔泥」對視力的增進也有所幫助，所以我要持續地吃「白蘿蔔泥」。

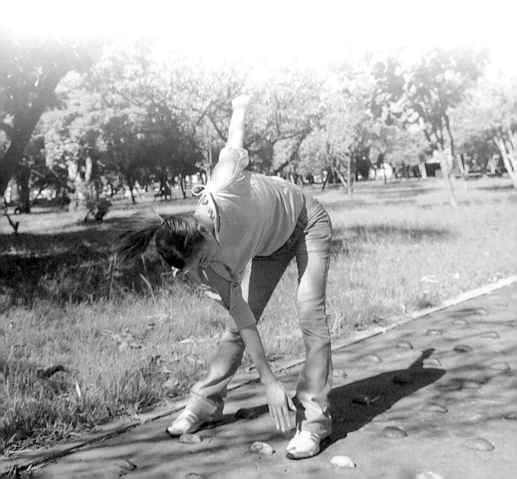

白蘿蔔茶的做法

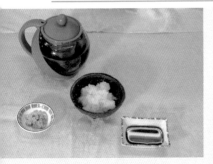

〈材料〉白蘿蔔泥一大匙半到兩大匙、薑泥一小匙（約白蘿蔔泥的十分之一）、泡好的綠茶200cc、醬油半匙。

〈做法〉

1.白蘿蔔與薑徹底洗乾淨，連皮一起磨成泥狀。如果擔心外皮不乾淨的話，可以薄薄地削掉外皮。

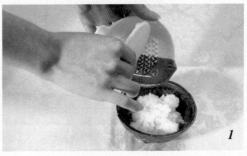

2.使用熱開水泡綠茶，或者用煮的方式更好。

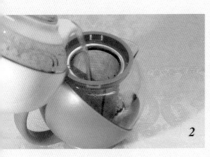

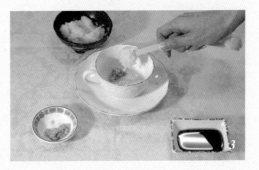

3.把蘿蔔泥、薑泥、醬油放入杯子中。

4.再倒入泡好的綠茶，即可趁熱飲用。

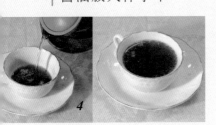

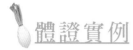
體證實例

青光眼獲得大幅度改善　　　　（台中李先生）

　　大約在十年前我罹患了青光眼（又名綠內障）。或許正因爲如此，我的視界變成有些模糊，不僅字體看起來不清楚，眼睛也變怪怪的。

　　然而大約從三年前開始，我的頭痛與眼睛痛更爲嚴重，叫我感到非常不便。

　　但是不管我上哪一家醫院，醫生都說「這是很難治好的病」，所以我也不曾積極治療過。

　　不久以後，我的視力進一步地惡化，就連放置於桌子上面的東西都看不清楚。我很擔心如此下去的話，很可能會失明，所以感到非常害怕。

　　兒子看到我的視力日益衰退，就特地去請教一位精於食療的老先生。這位老先生說，我如果想要恢復視力的話，必須先提高自己本身的自然治癒力。

　　而提高自然治癒力的最好方法就是飲用「白蘿蔔茶」。

　　我在那天回家後，立刻著手做「白蘿蔔茶」，並且早晚各飲用一次，每一次約200cc。

如此大約持續飲用一個月以後，我再次到眼科醫院接受檢查時，才知道眼壓已經降低許多，青光眼竟不藥而癒了。

　　我並沒有點眼藥水，但是在整整半年之內眼壓仍然很低，令我感到好高興。

　　想不到幾個月後，我回到眼科醫院接受複檢時，醫生又說我罹患了白內障。醫生說，我的視力退化，受到白內障的影響最深，當然也有青光眼的後遺症。

　　因為同時有了白內障以及青光眼，醫生說視力不可能恢復。聽到這一句話，頓時令我十分絕望。

　　醫生給我的眼藥水，對白內障發揮不了功效。而我則一心一意想恢復自己的視力，所以仍抱著一絲希望，每天持續地喝「白蘿蔔茶」。

　　我聽人家說過，白內障可以利用開刀的方式很簡單就治好。不過我去問眼科醫生時，他卻說：「你也有青光眼，所以我不敢保證在開刀後，是否能夠恢復視力。」

不再引起腎盂炎

　　但是如果放置不管的話，我又害怕視力會更為惡化，所以毅然地決定接受白內障的手

術。

因爲眼科醫生說過，就算開刀視力也不可能恢復，但是在開刀以後，我的視力卻變好了很多。不但我感到很驚訝，就連爲我動刀的醫生也嚇了一大跳！他還直問我到底吃了什麼東西？

我自己認爲很可能是持續喝「白蘿蔔茶」以後，提高了我的自然治癒力，但是我並沒有對醫生說。

回到家以後，我又時常到眼科醫院量眼壓，每一次都出現眼壓下降的數值，而且一直很安定。

現在，我的兩眼視力都在○·九與一·○之間，視力方面已經不成問題。

在以前，我連最近的東西也不能看得很清楚，如今不僅能夠閱讀報紙，甚至能夠快速地穿針引線。

現在我每天吃早飯前都會喝一杯「白蘿蔔茶」。到了吃晚餐時則吃半碗的「白蘿蔔泥」。

喝「白蘿蔔茶」以後，渾身就能夠感到很暖和，所以逢到天氣寒冷時，我都會多喝幾次。

除此之外，我往昔罹患的腎盂炎也不曾再發作了。初次罹患這種病時，在十年以內發作好幾次，實在是苦不堪言。如今已經不再發作了，我變得比以前健康多了。

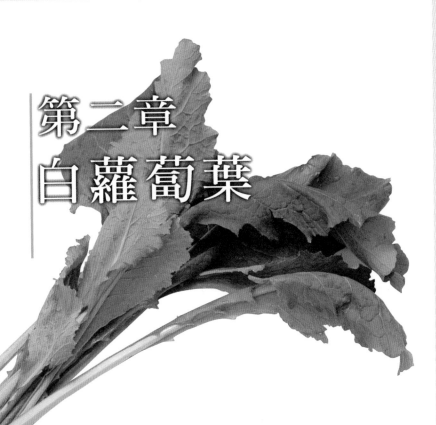

第二章
白蘿蔔葉

味苦辛，性溫、無毒，能理氣、
補血、消食、解毒

　　白蘿蔔葉含有極驚人的營養素，有蛋白質、醣類、維生素 A 先質（β胡蘿蔔素）、維生素 B 群、維生素 C，鐵、鈣、磷等礦物質。其中維生素 A 先質（β胡蘿蔔素）是青花菜的 3 倍。維生素 B1 是豆類的 6 倍。維生素 B2 是牛奶的 2 倍。維生素 C 是橘子的 2.5 倍、檸檬的 10 倍。鐵是肝臟及鰻魚的 3 倍。鈣是菠菜的 4 倍。由此可看出白蘿蔔葉的營養價值驚人，並能提供人體營養的補給。

<u>白蘿蔔葉的療效</u>

　　你如何利用白蘿蔔的葉子呢？把它炒來吃嗎？或者用它來煮湯？你大概不會把它扔掉吧？如此的話未免太可惜了，因為它含有很豐富的營養。

　　奉勸大家別扔掉白蘿蔔的葉子，不如利用它製成白蘿蔔葉茶飲用。

● 含有豐富的鉀與鈣

　　白蘿蔔葉含有非常豐富的鉀與鈣，同時也含有 β 胡蘿蔔素（維生素A）、維生素C。「活性氧」是大家耳熟的三個字。它一旦在體內形成就會促進老化與癌症，是一種對健康很不利的東西。而白蘿蔔葉所豐富含有的維生素A與C便能夠抑制活性氧的發生。

　　對減重中的人來說，鈣質是最容易感到不足的營養素，尤其是只注重減少熱量的減重方式便很可能會招來骨質疏鬆。

　　此時如果能攝取白蘿蔔葉的話，由於它含有非常豐富的鈣質，所以能夠解決鈣不足的問題。

　　攝取白蘿蔔葉的最大好處是──能夠以最為自然的方式補給營養。白蘿蔔葉很芳香，幾乎每一個人都可以接

受。在夏天喝「白蘿蔔葉茶」更是非常合適的。

● 含有很多非水溶性纖維

　　食物纖維可分成水溶性與非水溶性兩種。水果所含有的水溶性纖維攝取太多的話，很可能有發生下痢的危險，因此不宜攝取太多。

　　白蘿蔔葉則是含有豐富的非水溶性纖維，所以不會引起下痢，還能夠消除便祕。那是因為非水溶性纖維能夠使腸道的功能變得活潑，促進自然排便的緣故。

　　在所有食物纖維之中，白蘿蔔葉所含有的非水溶性纖維最多，這也是其能夠解決便祕問題的最大要素。

　　白蘿蔔葉所含有的非水溶性食物纖維能夠吸取多餘的糖分與油脂。進入人體內多餘的油脂與糖分，將由非水溶性食物纖維所包裹著，以如此的狀態進入大腸，便不會被身體所吸收，直接被排泄到體外。

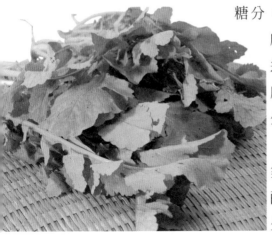

　　如此的作用，不僅能夠消除中性脂肪、膽固醇，避免生活習慣病的發生，對減重也有幫助。

● 提高免疫力

　　白蘿蔔葉還含有所謂的「棉子糖」(raffinose)物質。此物質最大的特徵是—無法被胃與小腸所吸收。棉子糖到達大腸後，將會使益菌的乳酸菌等增加，而減少對人體有害的壞菌。

　　如此這般，棉子糖就能整頓腸內環境，對維持人體的健康有很大的幫助。棉子糖亦有提高免疫力的作用。免疫力一旦被提高以後，便可以控制口中的細菌，所以也能夠預防與改善牙周病。

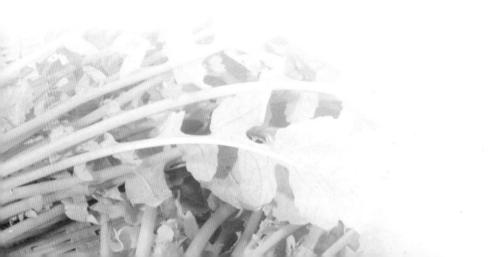

體證實例

乾粗皮膚變細嫩了 （桃園簡太太）

　　我從讀高中開始就為嚴重的便祕所苦，遇到三、四天連續便祕的場合，只好靠服用瀉藥幫助排便。一旦不服用瀉藥時，便祕又會捲土重來，就這樣便祕、瀉藥、便祕....地無休止循環。

　　可能就是常服用瀉藥的關係，我的皮膚越來越粗糙，臉色也變得非常難看。

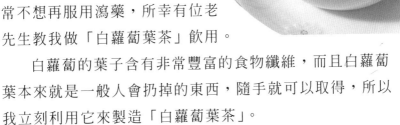

　　後來結婚、生產後，有好轉一些，想不到從去年夏季開始，便祕又再加重。那時我非常不想再服用瀉藥，所幸有位老先生教我做「白蘿蔔葉茶」飲用。

　　白蘿蔔的葉子含有非常豐富的食物纖維，而且白蘿蔔葉本來就是一般人會扔掉的東西，隨手就可以取得，所以我立刻利用它來製造「白蘿蔔葉茶」。

　　剛開始時，我在每天早晚各飲用一次。它的味道就跟蔬菜湯沒有什麼兩樣，所以我不僅在早晚各飲用一次，就

連口渴時也喝它。

　　只經過一個星期左右，我每天早晨就已經能夠按時上大號一次。僅僅兩星期，我嚴重的便祕就完全地痊癒。

　　在持續飲用以後，僅僅三個月我的體重就減輕了七公斤。老公看到我減了七公斤後，不禁驚訝地說：「妳並沒有限制飲食，也沒有運動，搞不懂你怎麼會一下子瘦那麼多呢？」

　　以前每逢身體狀況不好時，我必定會長口內炎。但是在喝「白蘿蔔葉茶」的那幾個月，我始終沒有再長口內炎了。

　　很可能是體質也被改變了吧？我又乾又粗的皮膚竟也慢慢地被改進，如今已經變成很細嫩。還有我在工作時必須使用電腦，而自從喝「白蘿蔔葉茶」後，眼睛也不太會感到疲倦了。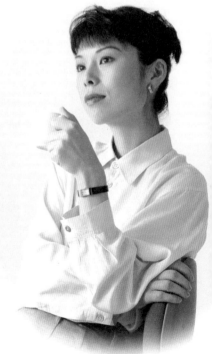

　　現在我們公司裡不少胖哥胖姐都以喝「白蘿蔔葉茶」減重，效果也非常良好。

白蘿蔔葉茶的做法

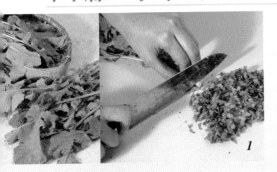

〈材料〉一條白蘿蔔的葉子。

〈做法〉

1.把白蘿蔔葉洗乾淨，並盡量地切細。

2.把切成細片的白蘿蔔葉，放在太陽下曬乾，大約曬五天即可。

3.把曬乾的白蘿蔔葉放入平底鍋，輕輕地炒一炒。待冷了以後，裝入罐子裡密封。

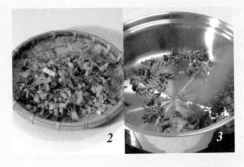

4. 一次取用約一大匙的白蘿蔔葉茶，注入約200cc的熱開水就可以飲用。

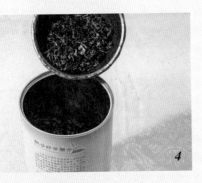

5.每天早晚飯後各飲用一次。

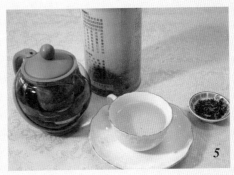

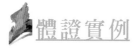體證實例

肩膀與腰部不再疼痛　　　　　　　　（花蓮趙太太）

　　對於一般人所謂的「減重」，我從學生時代起就很有經驗。那時我的身高只有150公分，體重卻有50公斤，實在是胖了一些，所以我每天都在寫「減重日記」，記載當天吃的東西以及體重的變化。

　　加上在學生時期，我很喜歡慢跑，平均每天都要跑三、四公里的距離，所以便一直保持著50公斤的體重。之所以後來會發胖，很可能跟我畢業後在餐館工作有很大的關連。

　　那時，我每天的生活很沒有規律，在餐館工作時，忙碌得連坐下來的時間也沒有，即使是午、晚兩餐也都是站著吃。而且很可能是一直在走動的關係，我的食量相當大，往往一餐要吃兩～三碗飯，有時深夜一點鐘回到家後，都還要吃點宵夜。

　　而且我又很喜歡吃甜食。平常工作時總要吃兩、三塊蛋糕，放假休閒日也喜歡到蛋糕店閒逛，買蛋糕吃。

　　工作的緊張焦躁，加上飲食的不節制，到今年初我的體重變成57公斤，身體脂肪率高達38％，已到了危險邊

緣。我害怕之餘，趕緊去看醫生的結果，竟是換來醫生的一句話：「我拿妳沒有辦法！」

我前前後後試過各種食物限制減重法，又做了各種運動，可是都因我缺乏耐心而不能持久。

有一天，時常來餐館消費的一位太太，教我做「白蘿蔔葉茶」，告訴我它的很多好處。我聽了以後有些感動，於是真的動手做起「白蘿蔔葉茶」。

一星期後就減輕了兩公斤

喝了大約兩個月以後，我感覺胃彷彿變小似的！因為我的食欲已不再像以前那麼旺盛，吃起東西來也細嚼慢嚥不少。以前一餐可以吃兩～三碗飯，如今食量只有剩下以前的一半。

正因為如此，僅僅又一個星期，我就減輕了兩公斤。

在這以後，體重仍然緩慢地減輕，四個月後的今日，我已經減掉7公斤，變成50公斤。身體脂肪率也減少了一些，變成31％，雖然還高了一些，但是比起以前來，已整整減少了6％。

腰痛，肩膀痛都消失

此外，我還發現在喝酒以前，只要喝一些

「白蘿蔔葉茶」,就不致於爛醉,到了翌日也不會有宿醉頭痛的現象。

在以前還沒開始喝「白蘿蔔葉茶」,我就有相當嚴重的肩膀酸痛與腰痛,還屢次去看醫生吃藥。不過自從喝了「白蘿蔔葉茶」以後,這些症狀都消失得一乾二淨,或許就是因為我的血液變成潔淨的緣故吧!

喝「白蘿蔔葉茶」真的能消除血液中多餘的膽固醇以及中性脂肪,當我再次到醫院接受檢查時,醫生說「妳的背骨已變成很直」。相信這一定都是我喝「白蘿蔔葉茶」的關係。

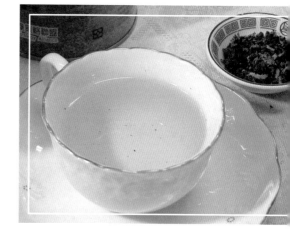

第三章
香菇

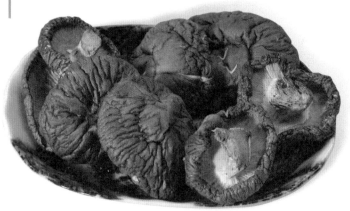

味甘、性平、無毒。主益氣不飢，
治風破血

　　香菇含有以腺嘌呤為主的水溶性物質，故有特別的
香味，因而得名，又名香蕈。

　　由於香菇味道鮮美，香氣濃厚，素有「菇中之王」
、「蔬菜之冠」的美稱。香菇屬高蛋白低脂肪食品，含
有豐富的蛋白質，其中有 18 種氨基酸，包括 7 種人體
必需的氨基酸。還含有鈣、磷、鐵、鉀、鎂、碘、銅、
錳和鈉等無機鹽，以及維生素 B 群、C、D 等。

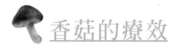 香菇的療效

● 防治高血壓、骨質疏鬆症

　　血液中的膽固醇減少，意味著動脈硬化症的推手（對人體有害的膽固醇）銳減，對成人病預防有很大的幫助。

　　在往昔，人們只知道香菇是一種幫助長壽不老的食物，但是卻一直不知其所以然。直到最近，經過營養學者的研究才知道，那是因為香菇能夠大舉消除血液中壞膽固醇的緣故。

　　所謂「長壽」的原因之一，就是不容易罹患動脈硬化症。為了證明這一點，學者們曾經以白老鼠做實驗。他們在白老鼠的飼料中分別加入5％的香菇粉末，以及1％的膽固醇。結果呢？白老鼠的膽固醇值竟然很快就下降了。

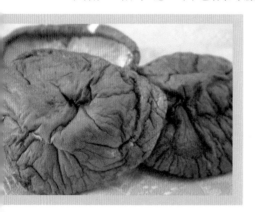

　　學者們還發現，香菇「柄」的部分比「傘」的部分，更有降低膽固醇的作用，因此吃香菇時，千萬別丟掉「柄」喔。

　　動脈硬化的原因是一對人體有害的膽固醇（LDL）蓄積於末梢組織使然，而香菇卻恰

恰能夠使「LDL」減少。關於這一點，已經由人體實驗獲得證明。

而且，香菇只能夠使「LDL」減少，並不會使對人體有益的膽固醇（HDL）減少，甚至還會使它增多呢！

此外，乾香菇中所含的蛋白質是雞肉的2倍，脂肪含量是豬肉的1/20，含鈣、磷、鐵比雞肉高3倍，鋅含量比大蔥高17倍，比胡蘿蔔高42倍。其中的藥理成分有「麥角固醇」(ergosterol)，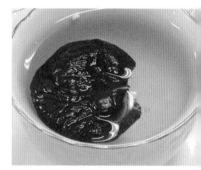經日光或紫外線照射，可轉為維生素D，維生素D能夠促進鈣質吸收，所以吃香菇便有抗佝僂病和骨質疏鬆症的作用。

● 具有抗癌作用

香菇所含有的「β葡聚糖」(β-glucan，即多醣體)具有預防癌症的效果。也就是說，「β葡聚糖」具有強力抑制癌症細胞的力量。關於這一點，也已經由實驗獲得證明。

學者在老鼠身上移植癌細胞後，再利用香菇的抽出液餵牠們。結果呢？55％的老鼠癌細胞完全消失。再度移植癌細胞之後，也有60％的老鼠沒有再發生癌症。

此外，香菇也含有所謂的「也利得寧」(Eritadenin)。這是在孢子內被發現的一種干擾素,具有抗癌作用。在醫療單位,「也利得寧」已經被實際當成癌症的治療藥物使用。

● 具有改善糖尿病、肝病的作用

根據最近的研究報告表示,香菇能夠提高人體對疾病的抵抗力。學者利用香菇的萃取液餵食老鼠一周後,得知香菇萃取液能夠提高巨噬細胞的吞噬作用。美國也已經在

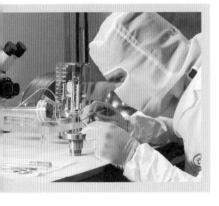

醫療單位使用香菇的萃取液,把它當成治療藥物使用。

除此之外,香菇含有的30多種酶,可輔助治療多種疾病,有助於調解生理機能,維護健康。其所含有的腺嘌呤、膽鹼及一些核酸類物質,能抑制血清和肝臟中的膽固醇,改善肝機能,使血糖值與血壓下降,有利於防止動脈硬化和心血管疾病。

● 預防老人痴呆症,減重

香菇對於改善手腳麻痺、痔瘡出血、風濕病、產後的衰弱也很有效。由於香菇的維生素D與鐵含量很豐富,所以對於貧血等症狀卓有成效。

喝香菇湯能夠使血液潔淨，使血液循環變成良好，更能夠預防各種血管疾病，使過高的血壓下降。

根據研究得知，喝香菇湯能夠抑制腦部的萎縮，所以能預防與改善老人痴呆症，使腦部的細胞活性化。而且香菇屬於低卡路里食物，所以很適合減重的人食用。

● 精力減退、頻尿、失眠症

香菇所含有的種種成分，能夠使血液與骨骼健康化，並且提高身體對疾病的抵抗力。對疾病的抵抗力一旦增加，精力就會很自然地跟著增強。自古以來，中國人就把香菇當成增強精力的食品，理由便在此。

喝香菇湯、香菇茶則能夠提高腎臟的機能，促進尿液排泄，所以對殘尿感與頻尿很有幫助。香菇湯也能使血液

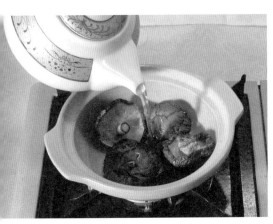

循環變好，使身體感到暖和，自然地緊張與焦躁感便會消失，所以對失眠症也有幫助。

● 防止動脈硬化，頑固性皮膚炎

香菇能夠消除多餘的膽固醇，所以能夠改

善與預防動脈硬化與高血壓。香菇也能夠抑制血小板的凝固,換句話說,就是能夠使血液保持潔淨。不過為了能夠簡單又有效率地吸收香菇所含成分,最好把香菇煮成湯汁飲用。

香菇也含有保護皮膚與黏膜不可短缺的維生素 B,能夠保持皮膚與黏膜的健康狀態。同時,也具有利尿作用,能使體內的毒素迅速被排出,所以對濕疹、皮膚炎等皮膚病的改善很有幫助。同時它也能夠使人體的免疫力正常化,因此對過敏性病症的改善及頑固性皮膚炎也有幫助。

● 解決便祕、頭痛

香菇柄的部分含有豐富的食物纖維,食物纖維能夠適度地刺激胃腸,使胃腸的功能變成活潑,所以能夠幫助消除便祕。

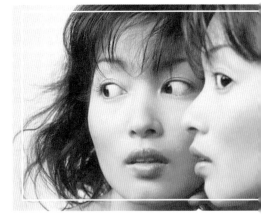

對於血行不良所引起的頭痛以及眩暈,喝香菇湯也有幫助。由於香菇能促進血行的作用,如此頭痛、眩暈就會消失。

● 治療面皰，皮膚粗糙

香菇所含有的維生素 B₂，被喻為「皮膚的維生素」，其功能是皮膚的美化，使皮膚的狀況變成良好。而且維生素 B₂不但能使乾燥的皮膚變成潤澤，亦能夠對長出面皰的油膩皮膚發生功效。

至於香菇的鈣質吸收作用，則對消除緊張、焦躁有幫助。因此受皮膚粗糙所煩惱的人，以及動輒就會感到緊張焦躁的人，不妨多喝一些香菇湯。

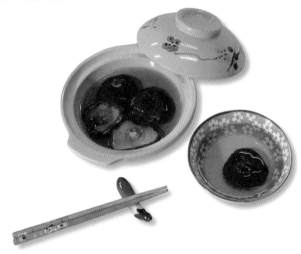

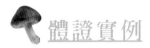 體證實例

服降壓劑也無效的高血壓，一個月就正常了

（台中錢先生）

　　高血壓最叫人害怕的是很少有自覺症狀。往往在毫無自覺之下，血管就會慢慢淤塞，血壓越來越高，終於突發腦中風等症狀。

　　我的家族很多人罹患高血壓，是所謂的高血壓家族。我的母親便一直患有高血壓，但是因為沒有自覺症狀，所以一直疏忽照料，因此在五十三歲那一年因腦中風而亡故。而我的七個兄弟姊妹中，居然有五個具有高血壓的症狀，我則是在八年前的健康檢查時，也被醫生診斷為高血壓。那時我的收縮壓一六〇，舒張壓為一〇〇，這種血壓狀態一直維持不降。

　　五年前的那一次健康檢查，我還被醫生診斷出心臟有點肥大。醫生說，那是由於高血壓的症狀持續多年，給心臟沉重的負擔，所以心肌才會漸漸肥大起來。

　　醫生對我說，為了消除心臟肥大的禍首—高血壓，平日必須減少鹽分的攝取，並且多做運動。不過也由於它沒有什麼自覺的症狀，所以我時常會偷懶。

但是我又很擔心腦中風或者心臟病哪天會突然襲來，所以日夜都感覺到不安。

僅僅一個月，血壓就降到正常範圍

　　不久後，我聽到一位同事說「香菇湯」能夠降低血壓，於是我就立刻試試。從那天起，我每天都自己動手做「香菇湯」飲用。我用的是比較方便的方法，也就是把一朵香菇放入玻璃杯，再沖熱開水，每天早晚各飲用一次。

　　飲用香菇湯僅僅一個月，我就發現血壓似乎下降很多。以前，我的收縮壓達到一六〇，舒張壓也有一〇〇。就算服用降壓劑，收縮壓也有一四五，舒張壓也有九十五。

　　但是在服用「香菇湯」一個月以後，我在公司醫務室量血壓的結果是，收縮壓已經下降到一三〇，而舒張壓也降到八十五。

　　想不到僅僅喝「香菇湯」一個月，血壓就降了這麼多，這是我當初所未意料到的事情。所以我相信只要持續地再飲用下去，對我的心臟肥大症也會有很大的幫助。

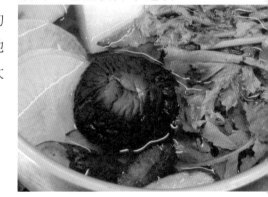

香菇湯的做法　　「香菇湯」Ａ的做法

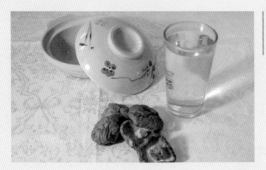

〈材料〉乾香菇五朵、
水600cc。

〈做法〉

1. 把洗乾淨的香菇以及
600cc的水放入鍋中，利用
大火煮。記得香菇的柄不要
拔掉。

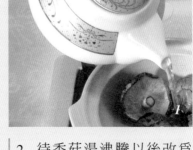

2. 待香菇湯沸騰以後改為
小火，一直煮到剩下三分
之二的水量為止。

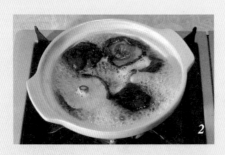

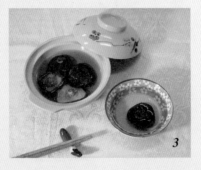

3. 熄火，待冷卻後，再把
湯汁倒入密閉容器中。香
菇可以扔掉，也可以留下
來，將香菇湯分成三次在
空腹時飲用。

〈材料〉乾香菇一朵，沸騰的開水200cc。

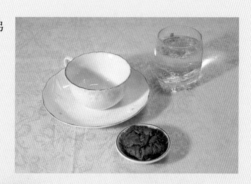

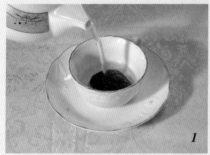

〈做法〉

1. 把一個洗乾淨的香菇放入玻璃杯中，再注入200cc的熱開水。

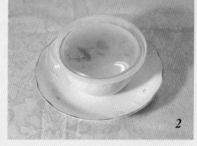

2. 在玻璃杯上覆上蓋子，放置約五～十五分鐘。

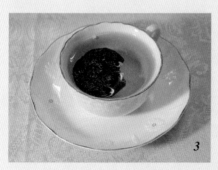

3. 取掉蓋子就成了。香菇可以取出來扔掉，或者一起食用也行。在空腹時，每天早晚各喝一次。

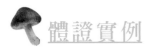 體證實例

改善了老花眼、飛蚊症 （宜蘭黃女士）

　　至今為止，我也數不清到底用了多少方法，只要聽別人說，某某東西對健康有幫助，我就會立刻去試試。每次試一種健康法時，我都會持續實施一大段時間。因為我知道不管是哪一種方法，絕對不可能在一朝一夕就產生效果，因為它們並非醫藥。

　　大約在半年前，我看到一本雜誌報導「香菇湯」健康法。我認為做法實在很簡單，所以當天就做了「香菇湯」飲用。

　　我所做的「香菇湯」非常簡單。每次我都使用一朵比較大的香菇，洗淨以後，把它撕成幾片，再放入玻璃杯子，沖入大約200cc的熱開水後，覆上蓋子，如此經過大約五～十分鐘以後就可以喝了。我在早晚各飲用「香菇湯」一次，每次約200cc。

小腿酸痛消失，減輕了三公斤

　　我喝「香菇湯」的目的其實很單純，當初只是想增進健康而已。不過在持續喝它之後，只經過一小段時間，我就發覺有好多種功效出現。

最值得大書特書的是—我的老花眼獲得了很明顯的改善。在這以前，逢到必須看清楚某一種東西時，我總是得先揉揉眼睛，或者戴上老花眼鏡，否則的話，就不能看得很清楚，實在很不方便。

但是最近，我卻可以在不戴眼鏡之下，閱讀報紙，甚至可以隨心所欲地寫寫字。同時，我的飛蚊症也在不知不覺中消失。在從前，逢到身體感到疲倦時，我的眼前就會出現很多飛舞的黑點子，叫人感到不勝其煩，如今，我的視界變成很清晰，飛舞的黑點也已經不復存在了。

不但如此而已，就連糾纏我長達十年的小腿酸痛也完全消失了，讓我感覺到非常地欣慰。

原本在十年前，我騎腳踏車時摔了一跤，碰傷了小腿。從那時起我的小腿就一直酸痛。為此我到過好幾家醫院求診，但是酸痛始終沒有消失。

後來，喝了某種藥酒以後，酸痛程度減輕了一些，但是仍然沒有完全的消失。一直到喝「香菇湯」以

後，酸痛才完完全全地消失。

　　同時，我稍肥胖的體重也減輕了一些。我的身高為160公分，體重60公斤。如今則減輕了3公斤，變成57公斤。

　　沒想到喝「香菇湯」以後，就如此發生了很多叫我感到快樂的事情。

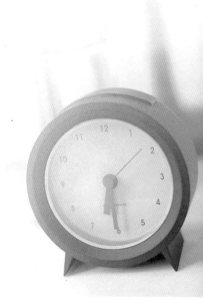

第四章
牛蒡

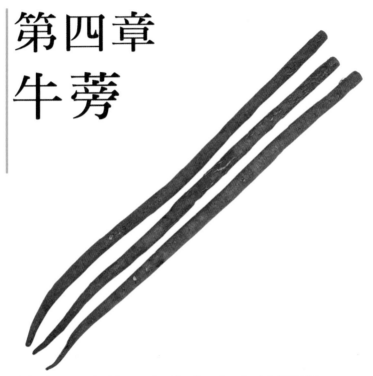

性寒，味苦，主治傷寒寒熱汗出

　　牛蒡具有逐水、發汗、利尿、去風、解熱、解渴、利咽、治腰酸、補腎壯陽、除瘡毒等功效。

　　而且牛蒡的營養價值豐富，含有高量粗纖維、菊醣、蛋白質、維生素 A、B_1、C、菸鹼酸，及鉀、鐵、鈣、磷等礦物質。所有根菜類之中，食物纖維含量最多的就是牛蒡，它的水溶性纖維與不溶性纖維各佔一半，可以使乳酸菌更活潑，徹底發揮使排便順暢，是很好的營養補充食品。

牛蒡的療效

　　說起來可能很多人不會相信，在日常生活中大量吃牛
蒡的民族，唯有日本人而已。一千多年前，牛蒡從中國被
移植到日本。在當時，剛被移植到日本的牛蒡並非一種好
吃的蔬菜。

　　在中國，雖然宋朝以前有少數人吃過牛蒡，不過由於
其口感不好，所以在這以後牛蒡便一直被當成藥草使用。

　　牛蒡移植日本之後，日本人便不斷地改良牛蒡品種，
才有今日美味可口的牛蒡問世。不過，在醫療方面，牛蒡
所扮演的角色仍然非常重要。所以我們將介紹幾種牛蒡的
食用方法，以及它的療效。

● 牛蒡湯—改善糖尿病，能使血壓下降

　　利用牛蒡熬成的湯對糖尿病與高血壓特別有效。原因
是牛蒡所含有的豐富食物纖維能夠抑制膽固醇的吸收，不
會使血糖值急速上升，所以對糖尿病與高血壓有利。

　　牛蒡的食物纖維含有所謂的「木質素」。此物質具有
強力的抗菌作用，所以能夠預防癌症的發生。因此可以利
用它來防止大腸癌的發生。

　　但是牛蒡最好別生吃，因為比起高麗菜、芹菜以及番

茄來，牛蒡的細胞壁比較牢固，所以不容易吸收到它細胞內的藥效成分。不過，牛蒡加上一些水煮成「牛蒡湯」之後，它的細胞壁就會被破壞掉，所含有的藥效成分便會釋放出來，如此我們便能更有效率地吸收到它的藥效成分。而且把牛蒡熬成湯，不但能使它變得美味可口，同時牛蒡所含有的藥效也能夠倍增。

此外，牛蒡所大量含有的食物纖維能夠把滯留於腸內的老舊廢物排出體外，使得腸道變乾淨，所以喝「牛蒡湯」時，千萬別忘了連牛蒡也一起吃下去。具有天然抗生物質的牛蒡湯，對於生活習慣病的預防，整頓胃腸真的非常有幫助。

要注意的一點是，牛蒡特有的藥效多集中於外皮一帶，所以在削牛蒡皮時，切勿削得太厚，最好盡量削薄一些。至於牛蒡的切口一旦接觸到空氣就會變成褐色，那是酵素氧化使然。因此切牛蒡時，最好讓切口寬

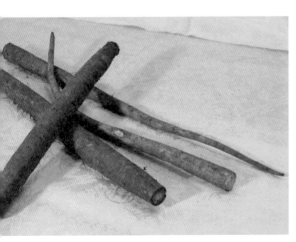

一些，如此它才能釋出更多的木質素（能夠預防癌症的一種食物纖維），光憑這一點，自己製造的「牛蒡湯」，就比市售的牛蒡飲料要強得多了。

牛蒡的木質素、旋複花粉、精氨酸，以及多醣體等都很喜歡與油脂結合，因此除了經常飲用牛蒡湯以外，不妨把牛蒡切成絲狀，炒熟後再吃。由於牛蒡本來屬於陰性食品，吃它時會使身體感到寒涼，但是一經過加熱後，陰性的作用就會消失，反而會變成使身體感到暖和的食物。而且經過如此處理的牛蒡，將增加更多的甜味，具有非常迅速而良好的強精作用。

● 牛蒡粥─消炎、消除水毒

在很早以前，中國人就知道吃「牛蒡粥」能夠消除炎症以及水毒。逢到臉孔發紅，皮膚長出斑疹時，就會吃「牛蒡粥」。這種「牛蒡粥」據說對皮膚發炎也有療效。

一般人所謂的頑固性皮膚炎，都是在胃腸變弱以後才會發生。所以欲治療的話，必須先使胃腸強健。否則胃腸一旦變弱，將招來水毒症，有時甚至會引發一連串的大痢。此時只要早晨喝一碗「牛蒡粥」就能夠使胃腸變成強健，治好皮膚病。

方法是──把洗淨的牛蒡切成細片，再把它們放入醋水（以醋一水三的比例調成）中浸半個小時，然後把它們

撈起來，瀝乾水分之後，放入平底鍋，加入一點植物油炒一炒，再加入一些砂糖、酒、醬油。

接下來，再加入大約三碗水，半碗的白米飯，熬上大約半小時就成了。只要時常吃這種「牛蒡粥」，就可以達到消炎，消除水毒的目的。

● 油炒牛蒡—治好腎虛

身體的健康與否與「腎氣」息息相關。一旦腎氣不足，就會引起所謂「腎虛」的狀態，如此一來，不但會加速身體的老化，甚至會影響到眼睛、耳朵等的機能，引起視力模糊、耳鳴、聽力衰退等現象。

而能夠補足腎氣的代表性食物首推牛蒡。

牛蒡含有很豐富的多醣類——旋複花粉，它能夠使排尿順暢，增強腎臟的功能。市售的強精飲料都含有牛蒡的成分之一——精氨酸，它能夠增強精力，難怪時常喝牛蒡湯的人，似乎都有用之不完的精力。

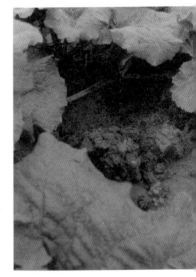

牛蒡所含有的精氨酸能夠促進荷爾蒙的分泌，所以不管對男人或女人來說，牛蒡都是極佳的養生食品，經常

吃它絕對能使身體日益健壯。

　　「油炒牛蒡」的做法是―把切成細片的牛蒡，浸入醋水中大約半小時。撈起來瀝乾水分後，放入平底鍋，加入一些麻油、砂糖、醬油，以及少許的辣椒一起炒幾分鐘，如此就可以吃了。

● 醋牛蒡―消除膽固醇

　　醋牛蒡含有很豐富的食物纖維，它的吸收水分能力高達米飯的二十倍，並且也能抑制膽固醇的吸收，所以對減重的人有很大的幫助。

● 牛蒡浴―改善痔瘡

　　對於痔瘡病患來說，牛蒡也能夠發揮出很好的效果。所謂的痔瘡可分成「內痔」與「外痔」兩種。牛蒡磨成泥

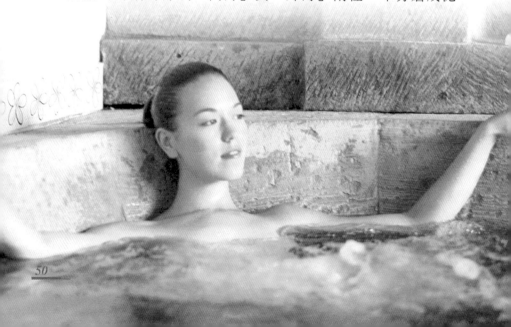

狀之後，便對於外痔很有效果。因為牛蒡所具有的消炎作用，能夠消除痔瘡腫痛的緣故。

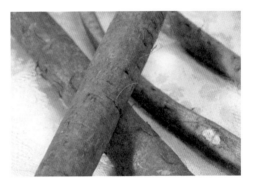

做法是—把牛蒡磨成泥狀，放入一個小布袋裡，再把布袋口收緊，放入熱浴水中。如此熱水就會釋出牛蒡的消炎成分，只要持續洗幾次，對腫痛的痔瘡便能發揮出治療的作用。

● 牛蒡生汁—對消炎很有效

牛蒡的消炎作用，對於口內炎以及牙周病都能夠產生療效。方法是—把生牛蒡磨成泥狀，使它溶解於大約100cc的熱開水中。待冷卻以後，利用它來漱口，對口內炎以及牙周病很有幫助。此外，對消除口臭，以及感冒時的喉嚨痛也有好處。

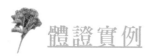 體證實例

醫生治不好的腰痛好了 　　　　　　　（屏東呂太太）

　　大約十年前，我還在一家幼稚園工作時，有一天不小心受了點傷，造成腰痛得很厲害。而且腰部的疼痛有增無減，終於變成鐵板一般又沉重又堅硬，到頭來只好辭掉待遇不錯的工作。

　　因為腰痛，所以我在走路時必須護著腰，連帶著左腳也開始疼痛起來，不久後左腳竟變成麻痺沒有感覺。

　　我在無法忍受之下，只好到醫院求診，但是醫生卻說沒有具體的治療方法。當時的我只有三十九公斤（身高為一五二公分），或許就是因為我太瘦了，醫生怎麼說都不敢給我打止痛針，以致我只好咬牙忍痛。

　　那時有位好心人勸我練氣功好改善體質，而我也到氣功班認真地學習，但是並沒有得到好的效果。為此我感到非常煩悶，便時常到書店翻看醫學書籍，想看看有無別的改善方法，終於讓我找到「牛蒡湯」健康法。

　　因為我已經求助無門，便立刻想試試「牛蒡湯」的效果。剛開始的一星期內並沒有什麼反應，當我漸漸感到失望時，疼痛的腰部以及左腳竟開始微微地發熱，讓我稍稍

有點信心繼續飲用。如此大約持續半個月後，腰部以及左腳的疼痛便逐日減輕。經過三個月，腰部與左腳的疼痛已完全消失。對此我感覺到高興萬分，便再度回到幼稚園工作。

之後我就變成十足的「牛蒡湯」迷，每天早晚都要喝一碗牛蒡湯。

淡化斑點、消除便祕

牛蒡也有使皮膚美白的效果，因此能夠淡化黑斑，使皮膚更為潔白。大約喝牛蒡湯半年後，我就發覺自己臉孔上的一些黑斑變成稀薄很多。

在幼稚園做事的人由於曬太陽的時間很長，所以大多數的幼稚園老師都為黑斑雀斑，以及黑皮膚所苦。我當然也不例外。

我的皮膚本來就不白，又加上經年累月的曬太陽，臉上也長出不少黑斑。不過自從喝了「牛蒡

湯」以後，我臉上黑斑的顏色開始逐日變淡，到現在幾乎都看不見了。不僅如此，皮膚也變白了不少。

幼稚園的其他女教師目睹到我的變化以後，紛紛效法我，開始做牛蒡湯飲用。果然不久以後，她們的健康與皮膚也都變好了很多。

由於我家世代務農，所以牛蒡都是利用自己種植的品種。這種牛蒡特別好吃可口，而且，並不是只有我一個人蒙受牛蒡的恩惠，就連我的孩子也因此克服了便祕。

我的孩子原本一直為便祕所苦，所以我就叫他跟著一起喝牛蒡湯。因為牛蒡含有很豐富的食物纖維，對便祕有很多好處。我的孩子在喝一陣子牛蒡湯後，便祕症就霍然而癒。

而本來只有39公斤的我，自從喝「牛蒡湯」以後則逐漸變得健壯，如今的體重已經有46公斤。

胃腸弱的人，在人類身體的最大關節「腰部」很容易感覺到疲倦。欲改善腰痛的話，首先必須使血液的循環良好。牛蒡就能夠改善血液循環，治好腰部、膝蓋的疼痛。不過，為了達到這個目的，必須長期而持續飲用。

牛蒡湯的做法

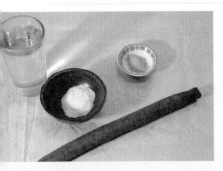

〈材料〉一百二十公克左右的牛蒡、水400cc、胡椒與鹽各少許。

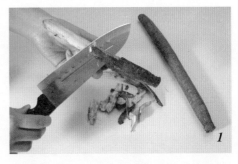

〈做法〉

1.把牛蒡上的泥土洗乾淨，再使用刀背把牛蒡外皮輕刮下來（牛蒡外皮周圍含有很豐富的藥成分，最好別削太厚）。

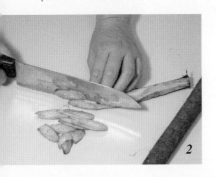

2.刮掉牛蒡外皮後，再將其切成小片。最好使切口表面增多，如此牛蒡才會把它含有的藥效部分大量釋放出來。

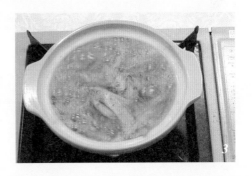

3.把大約400cc的水放入鍋中，再把切好的牛蒡放入。先用大火煮，待沸騰後再改為小火。

4. 使用小火熬煮半小時後就可以熄火（牛蒡湯上面浮出的泡沫別撈掉，因為它含有很多的藥效成分）。在關掉爐火以前，不妨加入少量的鹽、胡椒調味。

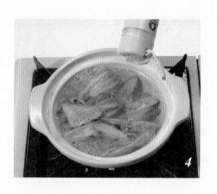

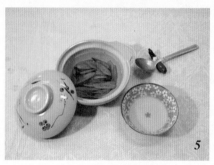

5. 煮好的牛蒡湯分成三等分，分三天在晚餐後飲用。除了喝湯以外，牛蒡最好也吃下去。

〈注意事項〉

1. 購買牛蒡時最好選擇附有泥土者，因為這種牛蒡比較新鮮。

2. 上述材料製成的牛蒡湯，可飲用三天。如果希望有更好的效果，可以早晚各飲用一次，同時牛蒡也要適時加量。

醋牛蒡的做法

〈材料〉牛蒡兩根，水80cc，天然釀造黑醋300cc，蜂蜜一大匙，炙甘草（中藥房有售，沒辦法買到炙甘草時，可以不用。遇到這種狀況，2.3.步驟可以省略），紗布，能裝約500cc液體的玻璃容器。

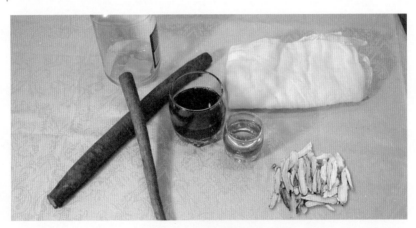

〈做法〉

1. 玻璃容器與蓋子洗乾淨，使用沸騰的水消毒。

2. 把炙甘草放入80cc的水中煎熬，一直到只剩下約50cc為止。

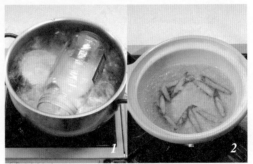

3.待炙甘草的煎汁冷卻後，再使用紗布過濾。

4.牛蒡洗乾淨，使用刀背刮掉外皮後，再切成小片。

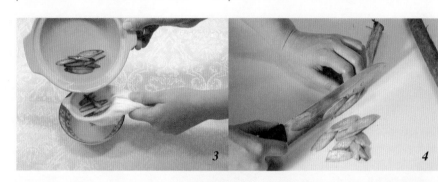

5. 把切好的牛蒡放置於竹簍上面，去掉水分。

6. 把牛蒡和炙甘草的煎液，一起放入玻璃容器，最後再注入黑醋、蜂蜜。

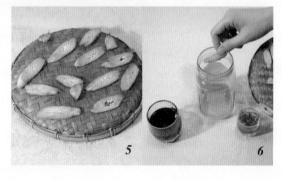

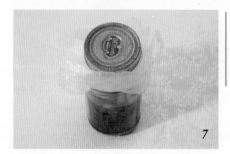

7. 覆上蓋子，放置於冷暗處兩星期到一個月就可以飲用。

〈注意事項〉

1. 最好放入冰箱保存。
2. 每天早晚各吃十五～二十片浸醋的牛蒡。
3. 用來浸牛蒡的黑醋，每天早晚各飲用約30cc，可用冷開水稀釋成五～十倍。
4. 腰痛時，可使用「醋牛蒡」塗抹酸痛部位。也可以用來治療香港腳，塗抹腳跟的話，還可以使皮膚變成很光滑。
5. 浸牛蒡的醋稀釋成兩～三倍之後，可當成化妝水使用。

有關「牛蒡湯」的疑問

1. **熬牛蒡湯時，浮出來的泡沫該如何處置？**

答：浮在上面的泡沫絕對不要取掉。因為泡沫中含有很多藥效。

2. **做牛蒡湯時能夠調味嗎？**

答：就算不加入任何調味料，熬出來的「牛蒡湯」也很好喝。但是如果想調味的話，可以加入少量的胡椒，不過，不宜加入太多的鹽。

3. **何時喝牛蒡湯比較有效果呢？**

答：如果是為了防癌，或者預防生活習慣病的話，在飯前飲用比較理想。但是如果只是想消除便祕的話，

那麼最好在吃晚飯後立刻服用。如此一來，牛蒡含有的豐富食物纖維便會把肚子的宿便清除一空。

4. 牛蒡湯是否喝越多越有效呢？

答：因為牛蒡含有很豐富的食物纖維，一般胃腸機能良好的人就算喝再多也沒關係。但是腸管蠕動比較緩慢的人，體質屬於寒性或胃下垂的人，如果一次喝太多的話，肚子可能就會感到膨脹而不好受。

5. 有沒有人不能喝牛蒡湯呢？

答：牛蒡是一種蔬菜，因此沒有人不能吃它。尤其是牛蒡湯對預防癌症，生活習慣病等非常有效，只要飲用適量，對於任何人都有好處。

6. 喝剩的牛蒡湯該如何保存呢？

答：等牛蒡湯離火完全冷卻以後，再把它裝入密閉容器中，放進冰箱保存。但是仍必須在三天內喝完。從冰箱取出的牛蒡湯，可以直接飲用。喜歡熱飲的人，可以復熱之後再飲用。

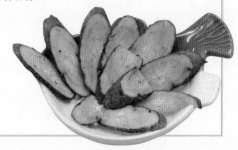

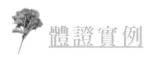
體證實例

停止脫髮，瘦了8公斤　　　　　　　　（苗栗譚先生）

　　我從去年開始打起網球，因為我感覺到自己太痴肥，實在不能再胖下去了。那時我只要稍稍多走一些路，就會感到氣喘如牛，上氣不接下氣。

　　我的身高一七○公分，體重卻有七十七公斤，確實是太胖了，這幾年來肚子更是凸出不少。

　　我自認為做不來像女人般的減重方式。所以時常去翻看醫學刊物，終於發現「醋牛蒡」減重法。

　　我分早晚兩次吃「醋牛蒡」，如此一星期後就瘦了兩公斤，但是很快又復胖兩公斤，結果一個月下來一點也沒有瘦。

　　「男人嘛……想減重談何容易……」當我正想放棄時，卻發生了叫我驚訝萬分的事情。

　　第二個月起，我的體重就開始快速地減輕，一個月總會減輕三、四公斤，才三個月就減了八、九公斤之多。在這以前，我還時常為便祕所苦，有時兩～三天都不上大號，如今卻變成每天都能夠按時上大號。排泄順暢以後，胃腸機能就變得非常好，身體狀況也好轉很多。

此外，以前我只要連續打半小時的網球就會感到很累，如今就算持續打一個小時也不會感到疲倦。

體型與頭髮都變年輕

吃「醋牛蒡」三個月後，不僅我凸出的下腹部縮進去。腰圍也從九十變成八十三公分，使我不得不購買新的腰帶。

家人看到我不再有凸肚子時，都異口同聲地說「我變年輕很多」，其他不明就裡的人還以為我生病呢！瘦了以後，我的膝蓋也不再疼痛了，走起路來更不會氣喘如牛，上氣不接下氣。

自從減重成功以後，我就沒有掉頭髮的煩惱。以前每逢洗髮時頭髮都會掉很多，往往使排水孔被塞住，所以我還很悲觀地認為自己快禿頭了。如今，我已經完全擺脫了這個煩惱，因為「醋牛蒡」讓我洗髮再也不掉頭髮。

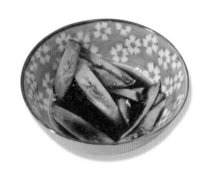

第五章
胡蘿蔔

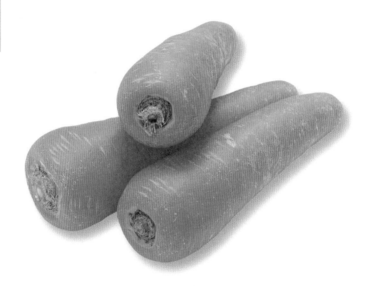

味甘辛，性微溫，無毒

　　胡蘿蔔主治下氣調補中焦，利胸膈腸胃，安五臟，增強食欲，對人體有利而無害。

　　此外，胡蘿蔔含有大量維生素 A 先質（即 β 胡蘿蔔素），維生素 B_1、B_2、C、P，葉酸、蔗糖、葡萄糖、澱粉、木質素，以及鐵、鈣、磷、氟、錳、鈷等礦物質及微量元素。其中維生素 A 含量更高達一萬三千 IU，居所有食物之冠。

胡蘿蔔的療效

「胡蘿蔔湯」—虛弱體質，頭痛，感冒

欲改善虛弱體質的話，利用胡蘿蔔熬湯喝最有效果。此種利用「胡蘿蔔湯」的健康法，已經在歐美地區流行起來。這是因為胡蘿蔔含有很豐富的 β 胡蘿蔔素、鈣質、維生素 B 群，以及食物纖維等等的營養素。

上述的那些成分，對於虛弱體質—諸如容易疲倦、感冒、頭痛、下痢等的體質非常有幫助，持續服用就可以徹底改善虛弱的體質。

胡蘿蔔是一種較偏向陽性的蔬菜，因此有促進血液循環，使身體感到暖和的作用，還有整腸及提高肝臟功能，強化解毒力、免疫力的作用。

如果再加入少許瘦肉一起熬成胡蘿蔔湯的話，便能夠同時吸收到鐵質與蛋白質，對於增強體力更有幫助。

此種利用胡蘿蔔熬成的湯，由於消化吸收都非常良好，又可以補給水分，所以對食欲不振或病後恢復期的人非常有幫助。

●「胡蘿蔔汁」—肝病，糖尿病，近視，視力不良

　　想要簡單而大量地攝取胡蘿蔔的營養素，那就飲用「胡蘿蔔汁」吧！生胡蘿蔔汁對於眼睛疾病（如近視、視力不良、老花眼等）最有功效。

　　這些眼疾的原因之一，不外是由於毛樣體（調整水晶體厚度的肌肉）的彈性不足。而胡蘿蔔便能夠使毛樣體的彈性恢復正常，所以對眼疾具有療效。同時，胡蘿蔔所含有的葉紅素亦能夠保護眼睛的黏膜，保持它的年輕，並且提高它的機能。

　　胡蘿蔔含有很豐富的鉀、鐵、維生素Ｃ，所以能夠使全身的血液循環轉為良好，因此對於恢復眼睛的疲勞，消除充血也有很大的幫助。

　　顏色越濃的胡蘿蔔含有越豐富的葉紅素。尤其是胡蘿蔔的外皮下面含有更多的葉紅素，因此在做胡蘿蔔汁時，最好別把外皮削掉。

●「烤胡蘿蔔」—夜尿症，頻尿

　　凡是在夜間必須排尿好幾次的人，或者白晝頻尿，孩童尿床，排尿困難，尿後有餘瀝的人，都不妨烤胡蘿蔔

吃，因為它的效果非常好。

這些尿路症狀的原因，除了泌尿器官障礙以外，胃腸衰弱、寒性體質也是其主要原因。為了克服這些症狀，吃能夠使體內溫熱的「烤胡蘿蔔」最為合適。

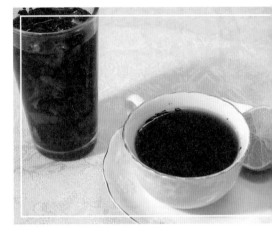

胡蘿蔔所含有的多種礦物質，能夠對虛弱體質發揮治療的效果，而食物纖維的果膠則能使胃腸強健。但是對寒性體質的人來說，如果喝生胡蘿蔔汁的話，反而會使體內變成寒涼，因此採用熱食胡蘿蔔的方法，效果將在無形中倍增。

以夜間頻尿或者會尿床的人來說，最好的方法是在就寢前吃烤胡蘿蔔，如此的話，效果將更為良好。而且吃烤胡蘿蔔完全沒有副作用，所以孩童也可以吃。

● 「胡蘿蔔茶」—高血壓，飛蚊症

胡蘿蔔曬乾、焙炒之後製成的「胡蘿蔔茶」，不會刺激胃部，所以藥效成分很容易被身體所吸收。只要持續飲用「胡蘿蔔茶」，就可以大幅度改善高血壓及飛蚊症，有

這些症狀的人不妨試試。

富含於胡蘿蔔中的鉀進入體內後，就會與高血壓原因的鹽分（鈉）置換，再把鈉排出體外，所以能夠使偏高的血壓下降。

胡蘿蔔在經過曝曬之後，含量豐富的鉀也不至於消失，反而會使它濃縮。正因為如此，喝「胡蘿蔔茶」能更有效率地吸收鉀，對於血壓的下降及穩定非常有幫助。

同時，胡蘿蔔的 β 胡蘿蔔素，一旦進入體內後就會變成維生素 A，對於保持眼睛機能的正常很有幫助。所以喝「胡蘿蔔茶」便能大幅改善飛蚊症。

但是胡蘿蔔的 β 胡蘿蔔素多集中於外皮下面，所以在做「胡蘿蔔茶」時，最好連外皮也一併使用。

「胡蘿蔔糊」—胃痛，消化不良

把胡蘿蔔磨成糊狀的話，將更容易消化。只要再加少許蘋果糊，就能夠成為一道治療胃痛的「胡蘿蔔糊」。

前面提到胡蘿蔔含有很豐富的 β 胡蘿蔔素，進入體內就會變成維生素 A。而維生素 A 的最大功能就是強化黏膜，因此吃了「胡蘿蔔糊」以後，胃黏膜的傷口就會被修復，所以能夠達到消炎鎮痛的目的。當然如果能再加入少許蘋果糊的話，效果將更好。

同時，胡蘿蔔還能夠使過敏的神經鎮靜下來。胃痛

時，由於爲了避免刺激，不宜喝刺激性較強的果菜汁，改吃「胡蘿蔔糊」的話，因爲它不會刺激胃部，也不會增加胃部負擔，所以對於神經性胃痛有舒緩的作用，

逢到胃部開始疼痛時，應該早點吃「胡蘿蔔糊」，胃痛就會很快地轉好。胃腸衰弱，消化不良的人，在平常則應該多吃一些「胡蘿蔔糊」，如此不但能夠預防疼痛發生，就算正在疼痛，症狀也能夠大幅度減輕。

● 「胡蘿蔔果醬」─下痢

自古以來，歐洲就有一種針對「下痢」的民間療法，那就是把胡蘿蔔熬煮成濃縮的「胡蘿蔔果醬」。

胡蘿蔔所含有的果膠能夠加強胃腸功能，使消化過程變成良好。而且，經過火煉後，胡蘿蔔會變成十分柔軟。水分已經大部分蒸發的「胡蘿蔔果醬」，更有助於消化，就算是過敏的胃腸也能夠吸收。

「胡蘿蔔果醬」只要裝入附蓋子的密閉容器，放進冰箱，就可以保存一個月左右，所以每次都可以多做一些。

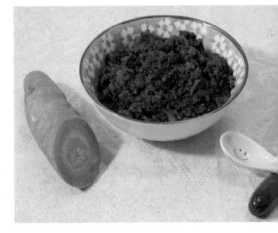

逢到下痢時只要吃一些，就能很快止瀉。至於胃腸機能不良，時常有腹痛現象的人，也不妨在平常多吃一些「胡蘿蔔果醬」。

要注意的是，準備做「胡蘿蔔果醬」時，最好選擇顏色比較深濃的胡蘿蔔。

●「胡蘿蔔牛奶（或優酪乳）」—失眠、便祕

對於為便祕所苦的人來說，吃胡蘿蔔牛奶（或優酪乳）最為有效。

人類腸內的乳酸菌屬於一種益菌，它的主要作用是整腸，使腸的機能保持最佳狀態，而胡蘿蔔就含有促進乳酸菌成長的物質。同時，牛奶以及優酪乳所含有的乳糖，又是乳酸菌成長時所必要的養分。胡蘿蔔的外皮則含有很多有益於乳酸菌的成分，所以最好連外皮也一起使用。

此外，胡蘿蔔所含有的食物纖維對消除便祕很有效，所以把胡蘿蔔磨成糊狀之後，只要不過濾，就可以最大限度地利用食物纖維。

胡蘿蔔也能夠使血行轉為良好，身體感到暖和，並且使精神安定。牛奶與優酪乳所含有的鈣質，更能夠消除疲

勞，緩和緊張焦躁的情緒，因此對失眠症很有效。

● 「水煮胡蘿蔔」─皮膚粗糙

　　如果想每天都吃胡蘿蔔的話，那麼就吃「水煮胡蘿蔔」吧。因為這種吃法最簡單，只要利用水把胡蘿蔔煮爛即可，而且它也很好消化，不會增加胃腸負擔。吃「水煮胡蘿蔔」以前，如果能再灑一些炒熟的芝麻，那就更能夠品嚐到胡蘿蔔的獨特香味，不妨可以試試看。

　　血壓稍高的人吃「水煮胡蘿蔔」最合適，因為胡蘿蔔含有的鉀以及食物纖維，能促進鈉（高血壓原因）的排泄，藉此使血壓安定的緣故。

　　胡蘿蔔也含有很多維生素 B_2，此種維生素的作用就是減少膽固醇以及中性脂肪。時常食用的話可以預防動脈硬化。胡蘿蔔的另外一種作用是改善血液循環，使胃腸健全，以及保持身體的暖和，所以能夠改善貧血。

　　胡蘿蔔所含有的葉紅素則能夠消除人體內的活性氧（造成老化的原兇），保持細胞與

血管的年輕，所以也能夠使粗糙的皮膚變成細嫩，愛美的人不妨試試。

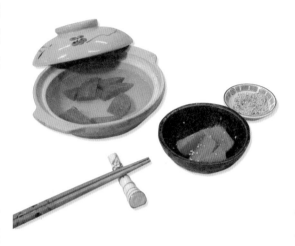

●「醋胡蘿蔔」─白內障，禿頭

「醋胡蘿蔔」是醋與胡蘿蔔的組合，兩者藥效合而為一後，對於老化所引起的症狀更能發揮出顯著的效果，尤其是對於白內障、禿頭及白髮最有功效。這是因為胡蘿蔔含有豐富的β胡蘿蔔素，能消除活性氧，而醋也有類似的作用，所以「醋胡蘿蔔」的療效非常高。

胡蘿蔔所含有的β胡蘿蔔素進入體內就會變成維生素A，除了能提高眼睛機能外，也能促進皮膚的新陳代謝，因此可以預防頭皮、頭髮的老化。胡蘿蔔含有的維生素C及各種礦物質，則能改善血行，使頭皮年輕化。因此吃「醋胡蘿蔔」便能夠防止禿頭與白髮。

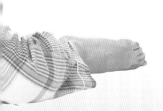

體證實例

視力獲得大幅改善 （澎湖高太太）

我的視力一向很不錯，左右眼的視力為一‧〇與一‧二。沒想到從四年前開始發生變化，慢慢地我早上看報紙時，常看不清楚上面的小字。而且不止是看不到報紙的小字而已，就連電視上的字幕也漸漸模糊不清。

不僅是視力退化，就連體力也起了變化。頓時我開始感到不妙，畢竟我已進入不惑之年，所以我就特別注意健康方面的情報。

只到有一天，我發現一則報導說，喝「胡蘿蔔湯」對增強視力很有幫助，又能夠改善虛弱體質，於是我當晚就趕緊做來試試。

本來報導上寫著熬胡蘿蔔湯時，最好加入一些牛肉。但因為我是素食者，所以並沒有

加肉，只加了幾滴胡麻油及醬油。然而僅僅如此，這種利用胡蘿蔔熬成的湯還是很好喝。

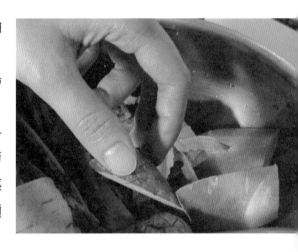

我是在早晚吃飯前各飲用約200cc的「胡蘿蔔湯」。第一次喝下去的感覺是，身體變得暖和，頭腦也清醒一些。

大約喝了一個月後，我明顯地感到視線逐漸變得清晰，眼睛不再動不動就流出淚水。再持續喝一個月後，連報紙的小字我都看得很清楚，電視的白色字幕，那就更不是問題了。

看來我的視力已經不再成為問題，到我這樣的年紀，已經不少人有老花眼的現象，而我的視力還能保持不錯的狀態，所以下個月我想到駕訓班學開車，才不會辜負「胡蘿蔔湯」帶給我的好視力。

各種胡蘿蔔療法的製作

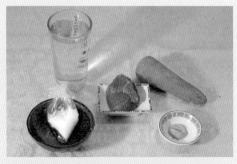

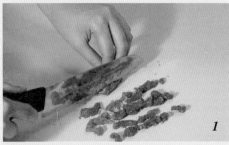

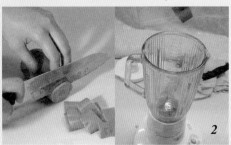

1

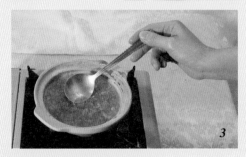

2

3

「胡蘿蔔湯」的做法

〈材料〉胡蘿蔔一條，水500cc，牛肉或瘦豬肉50公克（可以不加），鹽、胡椒各少許。

〈做法〉

1.牛肉要去掉全部的脂肪，再切成細片。

2.胡蘿蔔洗乾淨，削掉外皮。再切成適當大小，放入果汁機打碎。

3.鍋中先放入500cc的水，再把牛肉與打碎的胡蘿蔔放進去。先用大火煮，待沸騰後改為小火，一面撈掉浮沫，一面熬15～20分鐘。

「胡蘿蔔湯」的做法

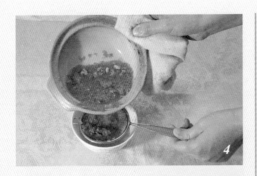

4.把熬好的胡蘿蔔湯過濾。同時輕搖過濾器，使細小的肉片與胡蘿蔔碎片能進入湯中。

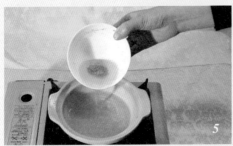

5.把過濾後的胡蘿蔔湯再放入鍋中，放入少許的鹽，或者可以憑個人喜好用半大匙醬油或兩小匙味噌替代鹽調味也可以。

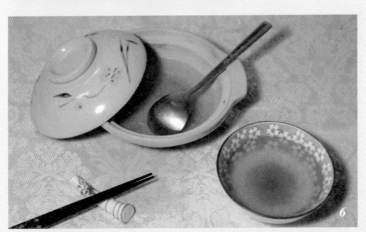

6. 把製成的胡蘿蔔湯分成兩份，在早晚各飲用一份。

「胡蘿蔔汁」的做法

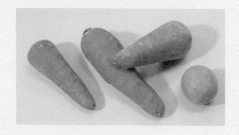

〈材料〉三條胡蘿蔔，檸檬半個。

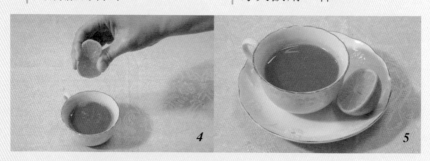

〈做法〉

1. 胡蘿蔔洗乾淨，如果要削皮的話，盡量削薄一些。

2. 把洗淨、削掉薄皮的胡蘿蔔磨成泥狀。

3. 使用一條紗布把胡蘿蔔泥包起來，搾出汁。

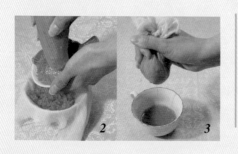

4. 把半個檸檬搾出汁，加入胡蘿蔔汁中。

5. 如此充分攪拌就成了，每天飲用一杯。

「烤胡蘿蔔」的做法

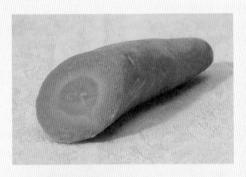

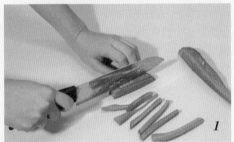

1

〈材料〉胡蘿蔔四分之一條。

〈做法〉

1.把胡蘿蔔洗乾淨後，外皮不要剝掉，切成一公分厚度的條狀。

2.切好的胡蘿蔔片放置於烤網上面，利用小火烤。爲了避免烤焦，最好在烤的過程中多翻動幾次，等胡蘿蔔條變成柔軟就可以離火。

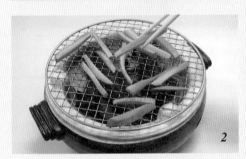

2

3.然後記得每天早晚趁熱各吃一次。

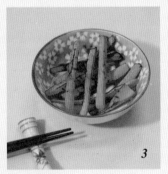

3

「胡蘿蔔茶」的做法

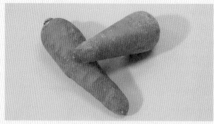

〈材料〉兩條胡蘿蔔（約可做20公克的胡蘿蔔茶）。

〈做法〉

1.胡蘿蔔洗乾淨。不去皮，利用削皮器把它削成薄片。

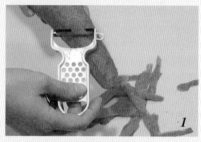

2.把削好的胡蘿蔔片放置於太陽光下曝曬，一直到完全乾燥為止。

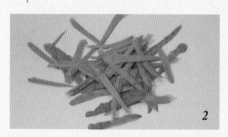

3.曬乾的胡蘿蔔片放入平底鍋內，用中火炒10到15分鐘，直到胡蘿蔔片變成茶色為止。

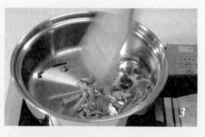

4.待冷卻以後，把胡蘿蔔茶放入密閉容器，一天喝兩～三杯。

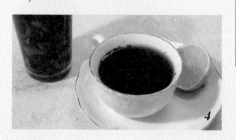

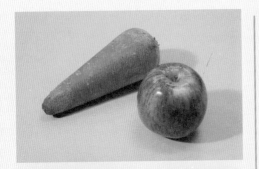

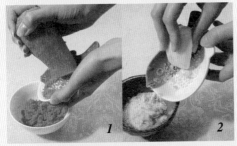

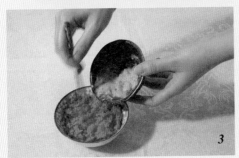

〈材料〉胡蘿蔔一條（中型），蘋果半個。

〈做法〉

1.胡蘿蔔洗乾淨後，磨成泥狀。

2.把半個蘋果洗淨，削掉果皮，去掉芯後，也磨成泥狀。

3.磨成泥狀的胡蘿蔔、蘋果放在同一個容器，充分攪拌之後就成了。

4.遇到胃痛或感到胃部不適時，便趕緊吃幾匙胡蘿蔔糊。

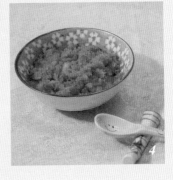

「胡蘿蔔果醬」的做法

〈材料〉胡蘿蔔七條，黑糖兩大匙。

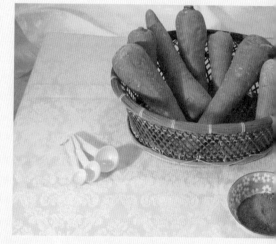

〈做法〉

1.胡蘿蔔洗淨，削掉外皮，切成塊狀。

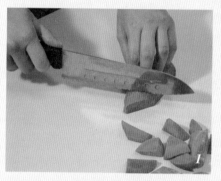
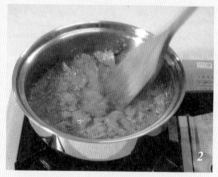

2. 把切成塊狀的胡蘿蔔放入鍋中，並倒入淹過胡蘿蔔的水，使用大火煮。待沸騰以後改以小火。熬到胡蘿蔔微軟時，再一面用鍋鏟壓碎胡蘿蔔，一直熬到胡蘿蔔軟爛為止。在中途萬一水分收乾的話，可以再加水。

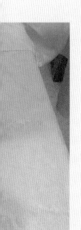

3.等胡蘿蔔變成黑褐色時，加入兩大匙黑砂糖，充分攪拌即可。

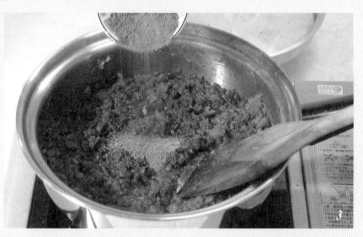

4.冷卻以後，裝入覆蓋的密閉容器，便可放進冰箱保存。

5.逢到下痢時，成年人可吃兩大匙，孩童則吃一大匙。

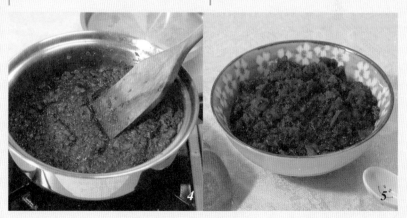

「胡蘿蔔牛奶」的做法

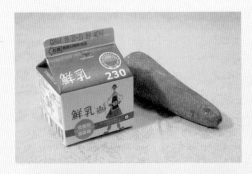

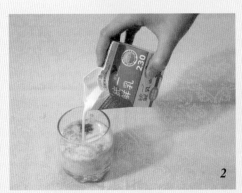

1

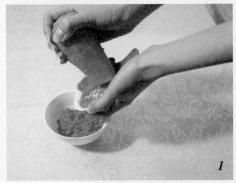

2

〈材料〉一條胡蘿蔔，
鮮奶150cc。

〈做法〉

1.胡蘿蔔洗淨以後，
磨成糊狀。

2.把磨成糊狀的胡蘿
蔔放入玻璃杯，倒入
鮮奶。

3.充分攪拌後即可。
每天早晚各喝一杯，
也可使用少許蜂蜜調
味。

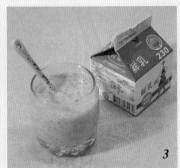

3

「胡蘿蔔優酪乳」的做法

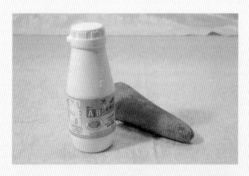

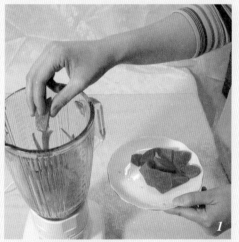

〈材料〉一條胡蘿蔔，優酪乳半杯。

〈做法〉

1.把洗淨的胡蘿蔔切成適當大小，再放入果汁機打碎。

2.在打碎的胡蘿蔔中，加入優酪乳充分攪拌即可。

3.把上述的分量分成兩次吃。

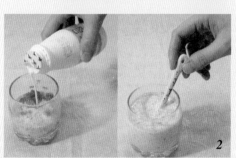

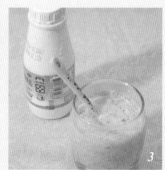

「水煮胡蘿蔔」的做法

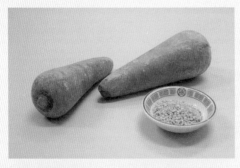

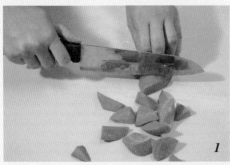

1

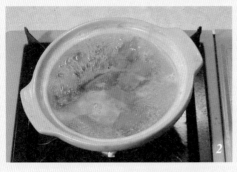

2

〈材料〉胡蘿蔔兩條，炒熟的芝麻少許。

〈做法〉

1.胡蘿蔔洗乾淨後，薄薄地削掉外皮，再切成一口大小。

2.把切好的胡蘿蔔放入鍋子，注入淹過胡蘿蔔的水，再利用大火煮。等到沸騰之後改為小火，一直熬煮30分鐘後即可。（最後10分鐘時，很容易煮焦，所以記得要時時攪拌。）

3. 在每餐飯前，吃大約半條的「水煮胡蘿蔔」。吃之前可以灑一些炒熟的芝麻。

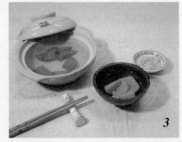

3

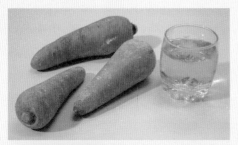

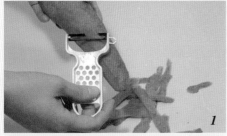

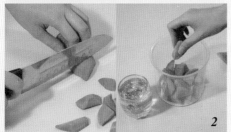

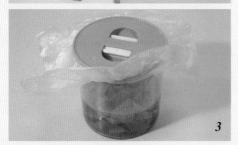

〈材料〉胡蘿蔔三條，
天然釀造醋300cc。

〈做法〉

1.胡蘿蔔洗淨後，盡
量薄薄地削掉外皮。

2.再把胡蘿蔔切成容
易吃的大小。切好的
胡蘿蔔放入清潔乾燥
的寬口玻璃瓶內。

3.將醋注入瓶中到淹
過胡蘿蔔，覆上蓋子
後，便放入冰箱保
存。怕酸的人也可以
加入一些蜂蜜。

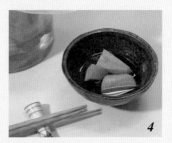

4.放置一周後就可以食用，每
天早晚各吃三片。

體證實例

血糖值正常化，克服眼底出血　　　　（新竹蔣先生）

　　我原本從事很耗費精神的工作，因此時常藉著喝酒來舒壓。但是有次在短短兩個月內，體重卻一下子由62公斤減輕到52公斤。不禁令我感到有些害怕，以為是喝太多酒傷害到肝臟，便趕緊到醫院接受肝機能檢查。

　　幾天後，檢查結果出來了。我還記得醫生是如此對我說：「你的肝機能並沒有什麼異常，只是有糖尿病的可能性……」醫生的這句話有如晴天霹靂，叫我跳了起來！那時我才三十五歲耶。

　　我一向認為「糖尿病」是奢侈病，一向粗食的我怎麼可能會罹患此病呢？同時，我的親人連一個糖尿病患者也沒有，我怎麼可能有糖尿病呢？我實在不相信。

　　於是，我又接受了一次詳細的檢查，果然還是被診斷為不折不扣的糖尿病。醫生也很親切地給我介紹一家治療糖尿病的專門醫院，叫我限制每天所攝取的卡洛里。為了做到這一點，我常常寧願攝取的不足，

也不願多攝取一點點卡路里（熱量）。但過度減少卡路里攝取量的結果是一我陷入營養失調的狀況，又罹患了肺結核。

　　為了治好肺結核非得多攝取營養不可，但是如此一來，就算肺結核治好了，糖尿病又會轉壞。因此，我只好一面注射改善糖尿病的胰島素，一面吃藥增強對肺結核的抵抗力，這狀況持續了五年之久。

眼底出血減少了很多

　　後來肺結核痊癒了，注射胰島素的治療法便改為吃藥的方式，沒想到糖尿病卻變更嚴重了。或許是因為我並沒有糖尿病特有的疲勞感及口渴等的自覺症狀，我才會「小看」糖尿病吧。

　　由於糖尿病的症狀並不輕，因此我的服藥量增加了，而且一再改服效果更強的藥物，直到最後，再也找不到更加強力的藥物。結果呢？引起了眼底出血的症狀，以及腎臟尿管堵塞、神經障礙等的合併症。

　　而我的糖尿病更為加深之下，血色素AIC的數值高達9％（平均值為5～7.2％），兩年前只好改回注射胰島素，血色素AIC的數值才被改善到7.8％上下，但是距離能抑制合併症的6％，還相當遙遠，而這個數值也不曾再被改善。

　　那期間我曾回母校參加同學會。碰到大學時最要好的同學。對他提起罹患糖尿病之事，他在聽完我的訴苦後，教我吃「胡蘿蔔糊」。

　　所謂的「胡蘿蔔糊」，就是使用胡蘿蔔磨成糊狀的食物。老實說，在這以前我並不相信所謂的偏方，或者民間療法。但是我已經走投無路了，所以只好試試。

　　吃「胡蘿蔔糊」大約一個月後，我感覺到排尿的次數已經稍稍減少，排出的尿液也不再冒出很多泡沫，臉色變成紅潤許多。大約又經過兩個月以後，我的血色素AIC已經下降到6.8％。如今更下降到6.3％。最叫我高興的是─眼底出血的症狀減輕了許多，視力也比以前好很多。

　　很多人都認為糖尿病是遺傳性疾病，所以自己的親人沒有糖尿病時，就會放心地暴飲暴食，這實在是錯誤的想法。的確，糖尿病具有遺傳性，但是飲食生活的變化，卻還是會使任何人都有罹患糖尿病的可能。所以飲食節制是很重要的一件事情，如果平時還能配合吃「胡蘿蔔糊」加以保健的話，那就更好了。

第六章
蔬菜湯

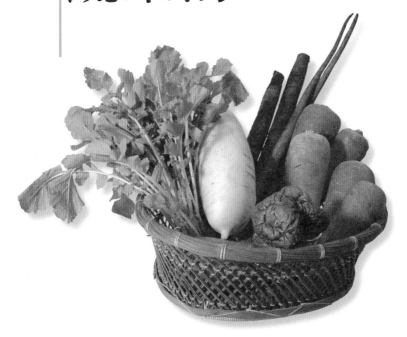

　　源於日本，素有「神奇野菜湯」之稱的蔬菜湯，是由體細胞科學家立石和博士所發明，其在超過 1500 種動植物配方中，經過精密的研究與實驗，篩選出五種蔬菜以一定比例熬煮湯汁，作為「蔬菜湯」的成分。這五種蔬菜的神奇組合，即：白蘿蔔、白蘿蔔葉、胡蘿蔔、牛蒡、香菇。

蔬菜湯的神奇療效

你知道嗎？土壤中的奧祕遠超過我們的想像！隨手抓起的少量土壤中，不僅存在著數量超過台灣總人口的微生物，更是製造盤尼西林等藥物的基本來源。從這神奇自然土壤中發芽、成長的蔬菜，便接受了多種微生物所提供的營養素恩惠。而且，在太陽光下，它還會吸收人體健康管理上所不可或缺的豐富葉綠素、各種維生素、葉酸、鐵、磷、鈣等礦物質及微量元素。然而忘記這些自然恩惠的人們，卻往往因輕視蔬菜的重要性，而罹患疾病。

其實經由上億微生物及營養素所培育長成的蔬菜，是具有優秀抗生素般的療效。而目前風行於國內的「蔬菜湯」便是一種以蔬菜（尤其是接受土壤恩惠最多的根菜類）爲主的食療方法，它不僅改變一般人對蔬菜的概念，且具有令人驚奇的效果。

● 蔬菜湯與五行

而立石和博士所發明的蔬菜湯又恰恰與中國傳統的哲學理論——五行學說相呼應。因爲白蘿蔔的白、白蘿蔔葉的青、胡蘿蔔的紅、牛蒡的黃和香菇的黑，正是五行中金、木、火、土、水的對應色。

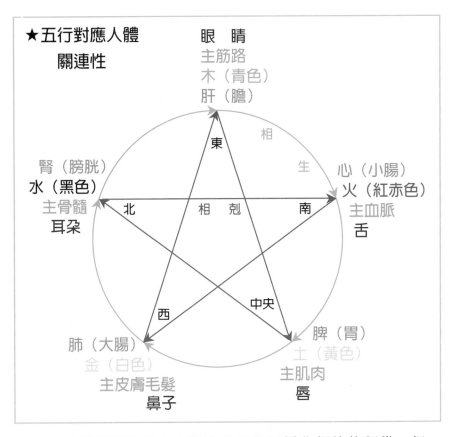

★五行對應人體
　關連性

眼　睛
主筋路
木（青色）
肝（膽）

腎（膀胱）
水（黑色）
主骨髓
耳朵

心（小腸）
火（紅赤色）
主血脈
舌

肺（大腸）
金（白色）
主皮膚毛髮
鼻子

脾（胃）
土（黃色）
主肌肉
唇

相生
相剋
東　西　南　北　中央

　　五行學說雖是古人對自然界發展變化規律的認識，但已經由現代西方科學驗證及數千年來中醫臨床實驗獲得了實證。在古代並無現今的解剖學之時，這項學說可說是集合了許多老祖宗的智慧心血結晶。

　　五行是構成宇宙的基本物質元素，宇宙間各種物質都

可按這五種基本物質的屬性來歸類，並且五行之間存在著
一定的聯繫。我國傳統醫學便借用五行來說明人體內部以
及人體與外界環境之間的相互關係，用以補充陰陽學說。
中醫診病便是以五行爲理論基礎，將人體各部分器官歸屬
成木、火、土、金、水五大類（也就是我們習慣上說的
金、木、水、火、土）。歸納的同類事物之間會發生縱的
聯繫（如肝臟與筋路有關聯、心臟與血脈有關聯、脾胃與
肌肉有關聯、肺臟與皮膚有關聯、腎臟與骨髓有關聯
等），各類事物之間則有橫的聯繫（如木、火、土、金、
水相生、相剋之關聯性）。

　　因此人的生理便相互依存、相互制約；發生疾病時則
相互影響、相互轉變。所以當身體出現問題時，絕對不是
僅僅某一個器官有問題，連帶的必有其他器官受到影響。
陰陽五行之相生、相剋乃是一種循環性及相互依存、制約
與轉化的。因此要維持體內正常的生理活動，就必須經常
保持陰陽五行相對平衡、協調，如此方能確保身體健康！

　　地球有五行，才能孕育生命；五行孕育了生命，更與
健康息息相關。蔬荣湯是以自然界的五種型態『五行』和
『五色』青、紅、黃、白、黑調配而成，因爲五色分開，
養分不重疊，便能達到營養均衡之目的。更因五行合一，
而產生了不可思議的神奇力量。

● 促進再生，延緩老化

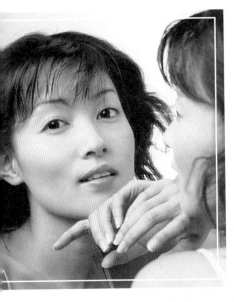

　　現代的生活環境處處充滿了危機，只要稍不小心就可能會踏上「生病之路」。我們都知道形成人體的重要體細胞，會隨著年齡增長而無法再生，並開始產生老化現象，而蔬菜湯正好與此機制息息相關。也就是說，蔬菜湯會使再生能力旺盛，避免細胞的老化。

　　首先是在腦部發生作用，因為人體細胞的調節，一向由腦部執行。分析腦的構成要素，我們發現到磷、鈣等成分占了很大的比率。恰巧蔬菜湯可以補充腦所必須的磷、鈣，而且喝蔬菜湯後，會使體細胞內的骨膠原功能增強到三倍之多。因此只要體細胞能以此情況持續更新，就能延緩老化。

● 排除關節炎

　　關節炎常被忽視的原因，在於它屬於一種慢性疾病。然而現今它已成為急速增加的疾病之一，不只是中高齡者易患關節炎，關節炎還會侵襲各年齡層。臨床上，甚至已發現有6個月大的嬰兒、4-5歲的兒童、10多歲的青少年患

關節疾病的案例。

　　人的骨骼係由磷、維生素D，鈣、鐵等礦物質及蛋白質所形成。隨著年齡增加，人體膠原的功能逐年降低，有的人甚至會停滯而不能運作，加上一旦長期缺乏鈣和維生素D引起骨質疏鬆，就容易再引發關節炎。

　　檢查膝關節炎的患者我們發現，其實膝的關節部與大腿部幾乎都沒有受傷，但支撐人體總重量的脛骨部位，其角部多會被磨損，當其空隙間有肌肉或細小神經進入時，便會引起發炎產生疼痛。

　　脛骨一旦受傷，以目前的治療而言，根本不可能使其恢復，因為現代醫療都只能進行權宜的藥物治療或物理治療。並無能實際恢復原來骨骼機能的治療法，反而大量出現的是各種加入人工骨骼手術，和利用患者恐懼心態的所謂醫療器具。但這些治療反而使得患者更陷於痛苦，終致變成不良於行。

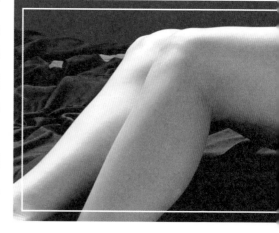

　　此外根據研究，關節炎病發前，大部分患者多已陷在嚴重的壓力

之下，因此情緒問題也是可能導致關節炎的原因之一。心理學家認為，不愉快的情緒被持續壓抑時，身體組織便容易受到損傷，鈣質會流失，組織產生瘢痕，關節四周的軟骨組織則因承受壓力，造成輕微損傷，慢慢累積便引起關節炎。

您想要有效地解決關節炎的困擾嗎？不妨試試蔬菜湯吧。分析蔬菜湯時，我們發現其中含有的七、八種物質，在進入體內後便開始活躍，而令人驚奇的細胞活動也就此展開。

包括體細胞，形成人體骨骼的硬蛋白質（膠原）功能都變得活絡。以往使用任何藥品只能暫時發揮效力或毫無動靜，如今人體的一切機能都開始為了製造骨骼而大力活躍地運作。而排除膠原無力的狀態，使骨骼發揮原本三倍的功效，改變生長方向，正是蔬菜湯的神奇力量。

此外，對於由情緒引發關節炎的患者，我們還有三點建議：一、接受它並盡可能使情緒有適當的發洩；二、以自己能力許可的範圍，培養一些嗜好，排解被壓抑的情緒，如種花、音樂、繪畫等；三、接受關節炎惡化的事實。

總之，日常生活中，壓力隨時隨地都存在，許多

無意識的情緒問題，受到不必要的壓抑，再加上營養不足，關節炎病患便急速增加。所以我們想要遠離關節炎的困擾，便需要從飲食、壓力和情緒等方面去尋求解決，當然更是少不了蔬菜湯。

● 治療內臟與泌尿疾病

一般來說，尿中出現大量糖分的情形就稱為糖尿病。其實糖尿病最可怕的不是表現在外的那種，反而是在內臟中患糖尿病又不自知才嚴重，然而這種情形在目前的社會中越來越多。

和尿中出現糖分的症狀不同，內臟的糖尿病很難從表面看出，因此需要多加注意。長期不明原因的身體狀況不佳，前往醫院檢查時，卻突然昏倒或身體搖搖晃晃，而後被告知患糖尿病，當天立即住院，開始注射胰島素……諸如此類，連自己也感到莫名其妙的情況時常可見。這就是患了內臟的糖尿病。

為了避免發生此種狀況，過了四十歲後，最好每二至三年就接受一次血液與尿液檢查，才是預防之道。

至於血糖值的控制以運動最為重要，因為運動能促進與糖尿病有關的荷爾蒙分泌。這種荷爾蒙即是心房性利尿鈉激素（ANP）與腦性鈦利尿荷爾蒙（BNP）。

如果人們在焦慮、發怒、深思、賭氣中睡覺，就會使

這種荷爾蒙及 β 胡蘿蔔素的分泌不充分，而無法得到其助益。結果不僅影響到排泄，連利尿、血壓的調節、胰島素的血糖值控制都變成不可能。此時身體的均衡崩潰，糖尿病於焉形成。

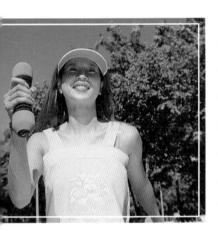

所以血糖檢查指數在600～650左右的人，與其使用藥物控制不如每天走一萬步，此外還要養成餐後就動一動的習慣。據統計如果能每天再飲用蔬菜湯600cc和糙米茶600cc以上，如此持續一年後，87％的人糖尿病症狀就會消失。

最重要的是飲用蔬菜湯之後，平時可以不必再對飲食多加控制，即使甜點和酒類也是一樣。不過，在此情形下，早中晚必定記得要吃米飯，每天食用魚貝類。而且絕不食用牛奶、乳製品、乳酪、奶油及肉類。若不能遵守此飲食規則的人，將無法逃離疾病。

總之，多活動、多工作、多運動、多聊天、跳舞、唱歌、大笑、度過快樂的人生……對預防及治療糖尿病而言，是極為重要的，請牢記於心。

●奇蹟式的抗癌效果

從現代醫學的觀點來看，癌症對患者而言幾乎就意味著死亡。即使是能被救活的病人漸增，但癌症依舊排現代人死亡原因的第一位。基本上，罹患癌症後的唯一結果似乎就等於步向死亡，就算患者決意要和病魔抗爭，也多是徒勞無功。

癌症是細胞突然癌化所引起。為了以身體本身的治癒力來治癌，就要從喜歡附著在癌細胞上的物質著手。也就是有關細胞代謝現象的蛋白質之——酪氨酸所變化的氮酪氨酸，和占人體三分之一的硬蛋白質—膠原。

這些物質一發現癌細胞集中在其周圍，就可以在不知不覺中，用不可思議的能力將癌細胞裹住。但遺憾的是，膠原和氮酪氨酸在人體內所展開的生化機制，迄今尚未完全了解。但是，這些物質確實能急速地封住癌細胞並加以壓制，同時可以維持身體營養的均衡。

蔬菜湯便具有此種援助氮酪氨酸及膠原功能之作用，在作為癌症或藥物中毒

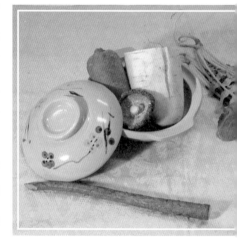

及機能障礙的治療法上，呈現了令人驚異的效果。飲用蔬菜湯後只要三小時，我們就能發現癌細胞的活動被抑制，有些甚至被消滅。此外，蔬菜湯也含有預防癌症的大量葉酸，可說是其對癌症卓有成效的理由之一。

具體的抗癌強健法是每天飲用蔬菜湯600cc及糙米茶600cc以上，同時絕對不要攝取脂肪或鈣質。而這種方法也同樣適用於腦部腫瘤、血栓、高血壓、肝臟、十二指腸潰瘍、心臟病等病症。

或許有些人在開始喝蔬菜湯十天左右，會出現視力模糊、眨眼的症狀；但再隔數天後，就能看得更清楚。甚至開始實行二十天左右，視力就變佳，有不少人還可以因此不必再配戴眼鏡。

● 克服老年癡呆症

所謂癡呆症，是指發達到某程度的智能因病而衰退，不僅是智能，就連感情與欲望也一併衰退了。老年人更會在生理、心理及精神上都衰退，但衰退的程度太強就成了老年性癡呆。呈現精神病的症狀、記憶衰退、判斷力或理解力變差，變得非常任性，有幻覺或妄想，終於陷入錯亂的狀態。

目前已知造成癡呆的原因有腦出血或交通事故等頭部外傷的後遺症，及酒精、藥物中毒等等。不過，近年

來阿茲海默症也成為一大隱憂，所謂的阿茲海默症，就是突然在某一天，腦細胞開始崩壞，有迷失自我或記憶力喪失、時空認知混淆等症狀出現。然而為什麼會出現這種症狀，醫學界對其原因尚未明確了解，其治療法也還未解明。

但若是癡呆的情形一直惡化下去，到最後就不得不使用精神科方面的藥物。然而任何形式上的藥物都不是有效的療法，真正有用的是與人心有關的藥物。這並非指依賴他人或藥物，而是誠心誠意為患者「服務」的心藥。

對癡呆症恢復所不可或缺的是，試著讓患者回想過去，同時一有時間就與其交談幾次、甚至幾十次。此外，一天最好喝600cc的蔬菜湯，因為蔬菜湯中含有大量腦部成長中所不可或缺的磷。對防止癡呆與恢復腦部機能而言，是很好的治療法。

●強化皮膚，診治異位性皮膚炎

異位性皮膚炎有體質性、濕疹性、疾患等多種病名，在現代的醫療上，多以類固醇、荷爾蒙等為主要對症治療法，同時合併飲食療法。但很遺憾的是，目前已知的治療法都有副作用，而且也不能完全治癒。

為什麼不能呢？因為這種疾病和普通的皮膚病不同，異位性皮膚炎是從身體的內部到外部，體細胞與膠原的功

能完全變成不同的狀態。亦即體細胞近乎畸形，已和正常的細胞不同，因此，獨自的再生能力也降低。

在此情形下，皮膚因皮下組織凹陷，使得血液的循環變壞。由於新陳代謝不能順利進行，在該部位便會出現細小腫瘤。這種腫瘤大約從千分之一毫米至一公分大小。超過這大小，便可稱為皮膚癌，出現這種狀況時，多數患者的內臟都會有瘜肉般的症狀。

雖然過敏性與異位性皮膚炎的症狀說法不同，但其實只是在表面發生與裡面發生的差異而已。

異位性皮膚炎的患者絕不能像健康人一樣，攝取不純淨的物質，這是治療的第一步。其次，異位性皮膚炎患者有99％都是缺乏維生素 B_2。因此，請按照下列方法慢慢地改善症狀：

第一週第一日，請飲用蔬菜湯100cc。如果飲用過量的話，全身皮膚可能會像燙傷般的紅腫、肌肉疼痛，

並感覺手癢難熬。三日以後，肌膚就會龜裂滲出血液，發高燒。因此，請以緩慢的步調來進行，這樣體細胞才會逐漸正常化。而皮膚、指甲、毛髮以及全身的骨骼也都會漸漸變得強壯。

　　經過一週的時間，皮膚沒有任何變化時，再把蔬菜湯的飲用量增加為200cc。如此沒有變化時，再逐漸增量。但是如果一旦皮膚的症狀變壞，就應減少蔬菜湯的攝取量或是停止飲用兩、三天。

　　此法需要約一個月的時間，嚴重的情形則要一年以上，便能徹底改善異位性皮膚炎的症狀。特別注意的是，在此期間不要使用類固醇藥物或中藥等。

　　此外，異位性皮膚炎的患者多數有維生素 B₂缺乏的現象，所以常會引起口腔炎。倘若發病時，請服用維生素 B₂錠約一週的時間，一天一錠。蔬菜湯則從一天300cc開始逐漸增量，一旦皮膚粗糙發疹時

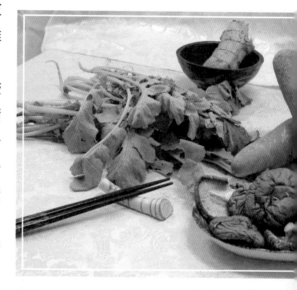

疹時則停用二、三日。若夜晚睡覺前會發癢，就以棉手帕沾些蔬菜湯濕敷。然後早上拿掉濕敷的手帕，在發癢部位塗上護手霜。

在此要再強調一次，絕對不要攝取含牛奶、乳製品、肉類及和肉類一起燉煮的食物，並多食用魚貝類、蛋、蔬菜、米飯，而這些注意事項適用於所有症狀。

倘若能依照此指示實施，體細胞的再生能力便會和以往不同，將以三倍的速度增加，形成年輕正常的細胞，同時使皮膚、毛髮、指甲及骨骼變得強壯，肌膚更年輕。

● 好轉反應

現代社會的人們生活緊張、工作忙碌、交際應酬、酗酒、肉食過多，體質大多呈酸性。而酸性體質正是萬病之源，正如之前所說，飲用蔬菜湯可調整體質，增強免疫力，預防疾病，養顏美容，防止老化，尤其對癌症之預防及手術後之調養更具神效。

但飲用蔬菜湯後，會出現甚多的身體生理變化，這些都是短暫的症候，並不是副作用，因為蔬菜湯的原料都是可食用蔬菜類，不會有副作用的。萬一發生症候，這些都是好轉的現象反應，故飲用者不必顧慮。所謂好轉的反應，即是治療

疾病或身體不調的狀況下，所出現的短暫惡化現象，這是
在修補身體的現象而已。

臉、手腳、全身出現濕
疹、搔癢，都是排毒的一種
現象，不要擔心。此時可塗
上一些涼爽性的藥膏。

長期服藥的人，特別容
易出現好轉現象。原有濕疹
的人，飲用量便要少些，且
慢慢地喝。有頭部外傷、腦
血管障礙的人，在二~三天
內會出現頭痛，但不必擔心。

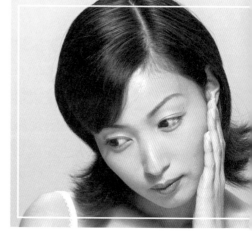

幾乎所有的人都會出現眼部方面的症狀，眼睛模糊不
清或是周圍會癢等。大約在二、三天後會消失，之後視力
會變好。帶隱形鏡眼鏡的人要改換低度數，或儘量不用帶
眼鏡來看東西。

過去有肺結核、肺病或肺癌的人，則要先以蜂蜜與蘿
蔔等製做成止咳藥，喝了48小時以後，再慢慢地喝蔬荣
湯。飲用蔬荣湯後會咳嗽，但不必擔心。

有婦科疾病的人，開始飲用蔬荣湯後，腰部會沉重，
疲倦感會延續，且分泌物會增加，但會逐漸地減少，不要

擔心。

高血壓患者飲用蔬菜湯後，會增加食慾，而一個月左右，血壓就會降低。所以在飲用後的第三天起要減少降壓劑的藥量。大概一個月後才把藥全部停掉，如果突然停藥會發生休克現象。

糙米茶會幫助糖尿病患者的胰島素產生效果，其利尿作用優而佳，有腹水或病狀嚴重的人，與蔬菜湯併用，治療上會提供更好的效果。

但是無論什麼病症，服用後體溫會與一般人不同，通常會下降一點。感冒的機會會減少，更不必擔心發熱。

很多女性喝了蔬菜湯後還會恢復生理，有一位81歲的長者，她的生理便恢復有一年半之久，而且一天的誤差也沒有。

喝蔬菜湯前後四個月中，因新舊生理的更新轉換，會有一個月來二次的現象，此絕非異狀，但其後會每個月準時定期而來。

●珍惜大地的恩惠

為了維護人體健康，必不可缺葉綠素、葉酸、磷、鐵鈣等礦物質及所有維生素，但是人們常為了攝取這些營養素，選擇了各式各樣的藥物。其實身邊輕易隨手可得的蔬

菜，才是真正大地所要給予我們的糧食。比起任何藥物，自然的恩惠更值得我們感謝。蔬菜湯對我們身體具有很大的效果，便是這種自然恩惠所致。奉勸大家多喝蔬菜湯，其實每天只要花點時間愛惜自己，就可以保健及強身。倘若身體已經不舒服，就更需要它來調整健康體質了。

不過，雖然蔬菜湯的效能如此地高，但我們仍要強調，這只是預防而不是治療，如果在飲用蔬菜湯的同時，又吸收會帶來疾病的食物或做了易導致生病的行為，則效果也會減半。

糙米茶讓蔬菜湯發揮最大功效

在持續的研究過程中，專家們發現了如果蔬菜湯再配合糙米茶飲用，利用糙米茶更強的帶動與運輸力量，會讓蔬菜湯中的營養成份發揮地更淋漓盡致，因此立石和博士在推動蔬菜湯時，也同時教人們飲用糙米茶。

蔬菜湯和糙米茶為什麼能產生如此良好的養生效果呢？答案在於蔬菜營養精華產生相乘、相合、相生的作用，維持細胞膜的完整性、具有抗氧化作用、維持皮膚及血球細胞的健康，參與能量代謝、維持皮膚、神經系統及消化系統的健康，也就能青春永駐了。

（有關糙米茶的做法，後面會再介紹）

體證實例

長期的不適感消失了　　　　　　　　　（彰化溫太太）

　　我喝蔬菜湯至今還不到兩個月，但是卻對其造成的卓越效果感到驚奇。

　　原本我經常會舌頭泛白，胃部有積水感，一年到頭更是小感冒不斷。原本因為胃部的情形，讓我一度擔心能否飲用蔬菜湯，沒想到在飲用過後，這種不適感就消失了。

　　我之前曾經嘗試了許多不同的療法，但都沒有一項有效。然而喝蔬菜湯到現在，不僅還沒有感冒過，舌頭的異常也消失，身體似乎也變得更輕盈了。

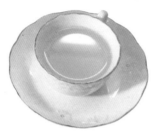

　　尤其是以前在醫院接受檢查時，雖然診斷不出有任何毛病，是自己總覺得身體沉重有不適感。現在這些感覺都消失了，而且我還覺得身體健康許多，這些都令我感到非常喜悅。

蔬菜湯及糙米茶療法的製作

蔬菜湯的做法

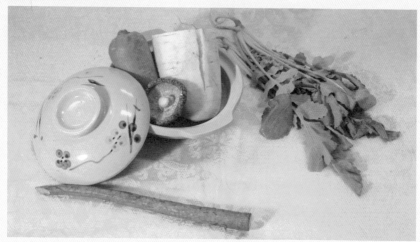

〈材料〉中型白蘿蔔四分之一根（約16-20兩），白蘿蔔葉四分之一叢（約 6-10兩），中型胡蘿蔔二分之一根（約8-10兩），大型牛蒡四分之一根（約6-10兩），乾香菇一枚。

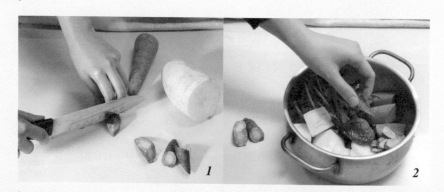

1

2

〈做法〉

1. 把材料洗淨，連皮切成大塊。

2. 切好的材料一起放入耐熱玻璃鍋（或不鏽鋼鍋）中，放入三倍於蔬菜量的水。

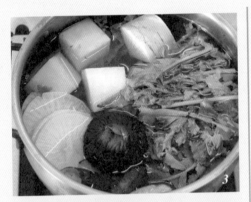

3

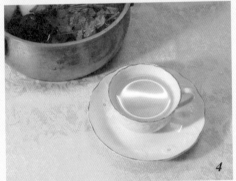

4

3.以大火煮至沸騰之後,再以小火熬煮一小時即可熄火。記得不要去除浮在水面上的泡沫。

4.待稍降溫即可飲用,並把菜湯取代茶水來飲用。(最好在當天內喝完,口味最佳)

5.若當日未喝完,則於冷卻後把蔬菜湯裝入玻璃瓶中,放入冰箱冷藏保存。然後在三天內喝完。

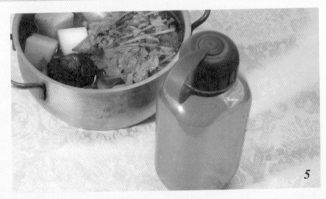

5

〈注意事項〉

1. 請務必按照基本的配合量煮食，以免失去均衡的營養。

2. 蔬菜湯每天早晚飲用，持續一個月以上，營養吸收均衡後，可調整生理機能，維持健康。

3. 蔬菜湯最佳飲用時間為早晚飯前半小時。

4. 與中西藥最好間隔一個小時以上，不可添加其他草藥或植物。

5. 喝不完的蔬菜湯也可以利用煮麵或湯類來食用；殘滓亦可放在湯中利用。

6. 草木將枯萎時，將蔬菜湯及菜滓澆在周圍，可回復植物元氣。

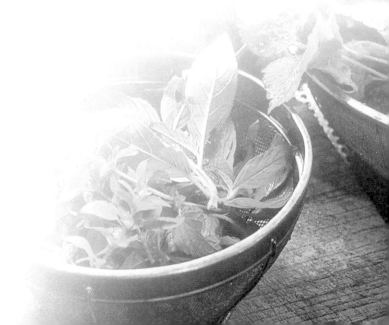

糙米茶的做法

〈材料〉糙米180公克、水1500cc。

1.把糙米放在炒鍋中，炒至黃褐色。

2.同時在另一鍋內將1500cc的水煮
沸，放入1.的糙米後，立刻關火，
並放置五分鐘。

3. 過濾2.，飲用其茶水。

4.亦可再次使用過濾後的糙米殘渣。又煮
沸1500cc的水後，將糙米殘渣放入，立即轉小火煮五分
鍾，如前述再次過濾，得到第二次茶水。再將第一次及
第二次茶水混合來飲用。

〈注意事項〉

1.糙米茶不得與含蛋白質的食物（如牛奶）混合飲用。

2.蔬菜湯和糙米茶不要同時飲用，飲用時請間隔十五分
鐘以上。否則效果會減半，此點必定要遵守。

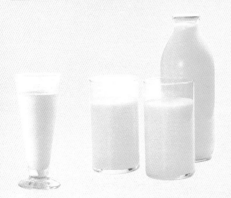

有關蔬菜湯的 Q & A

1. **除了喝蔬菜湯外，飲食上還要注意些什麼？**

答：病從口入，改變飲食習慣，就能增進健康，不要吃
肉類、乳製品、麵粉類、蛋、高脂肪、高蛋白、高
鹽、高糖等，烹調時以橄欖油處理，盡量不要精緻
加工過的食品，例如五白（白米、白糖、白鹽、白
味精、白麵包），盡量攝取高纖維、根莖類、深綠
色蔬菜、水果，及少許魚貝類食物，注意營養均
衡。天天蔬菜湯，健康好主張，每天五蔬果，健康
跟著走。

2. **痛風患者可以飲用蔬菜湯嗎？**

答：可以。但是飲用期間，假若痛風再發作，就要停止
飲用，改服醫院的藥物兩週。兩週之後，再重新飲
用蔬菜湯，那麼
一生中可說痛風
就不會再發作。

3. **有的白蘿蔔葉很
小，只剩莖而已，這
種可以使用嗎？**

答：白蘿蔔看起來像
莖或軸的部分，其實
都屬於葉子。所以只

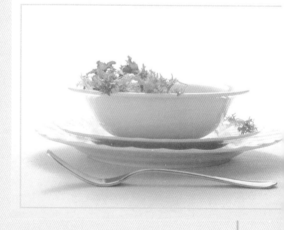

要顯露在地上的部份都是葉子，也都可以使用。

4. 各種體質都適合喝蔬菜湯嗎？

答：可以，只是依照體質不同，喝的順序不同。虛寒體質（早上起床會打噴嚏、過敏）的人建議先喝糙米茶再喝蔬菜湯；早上起床會口乾舌燥的人，是先喝蔬菜湯再喝糙米茶；腎機能不好的人（有尿蛋白或洗腎者）就不要喝糙米茶，要先喝蔬菜湯，直到腎功能提昇後才喝糙米茶。

5. 蔬菜湯為什麼要空腹喝？

答：因為空腹喝吸收比較好，如果不是空腹喝，蔬菜湯的營養素進入腸胃後就會和其它食物結合發生作用，營養比例不一樣，吸收不完整就無法達到預期的效果了。

6. 為什麼睡前一小時不要喝蔬菜湯？

答：因為喝了蔬菜湯代謝較快，所以為免睡覺時頻頻起來上廁所，影響到睡眠品質，睡前一小時最好不要喝蔬菜湯。

7. 多大的小孩可以開始喝蔬菜湯？

答：沒有限制都可以。當然從小就開始保養身體是很好的，小孩也很需要這些營養素，這對他們的腦細胞、視力、骨骼發育會更好，對小孩成長而言是最

好的天然飲品。

8. **蔬菜湯中含有白蘿蔔，那會不會屬於寒性的食物？**

答：不會。因這五種蔬菜是配套組合五行合一，並不是只有單一白蘿蔔，因此屬溫和中性，所以不會太寒。萬一真的體質較虛寒，就先飲用糙米茶再喝蔬菜湯。

9. **有服藥的人可以喝蔬菜湯嗎？**

答：可以。但蔬菜湯要與中、西藥間隔一小時以上，糙米茶至少半小時，才不會產生不良的化學變化，以利腸胃吸收完整，如先喝蔬菜湯及糙米茶的話，跟中西藥只需間隔15分鐘。

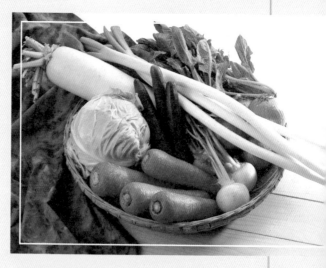

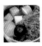體證實例

每天喝蔬菜湯，喝酒不宿醉　　　　（屏東鄔先生）

　　我身體並非特別虛弱，但隨著年齡的增加，也開始慢慢注意健康的問題。畢竟等到失去健康後，才了解其可貴就太遲了。

　　五年前我被檢查出患了糖尿病，雖然情況並不嚴重，也不需要食物的控制，但每個月都還是需要接受一次檢查。

　　然而到了兩年前我又發現得了肝炎（其實是服用藥物而帶來的藥物傷害），從此我有了藥物恐懼症。從那時起我開始體認到西方醫學是可以信賴，但是不能太過依賴。

　　後來我陸續嘗試了許多流行的保健法，但是因為它們本來就不是健康的方法，所以也就沒有長期地持續下去。唯一做到的，只有不斷地喝牛乳，以及儘量多走路。

　　大約在一年前，我的摯友向我介紹了蔬菜湯保健法，因為他是說話從不誇大的人，因此我就被其說服而想嘗試看看。

　　蔬菜湯雖然不美味，但是也不難喝。每週我大約都會煮兩次蔬菜湯，將洗淨泥土的材料放入鍋中熬煮，煮過的蔬菜我還會做其他料理食用，而菜湯就放在冰箱內保存。

每天早餐前我都會喝一杯蔬菜湯，即使是工作出差時，也都會放在保溫杯內帶著。

到現在我仍然對蔬菜湯的效果不太清楚，但是已覺得身體狀況有所改善。尤其是喝酒不再有宿醉的情形，雖然我不知道這是否算是蔬菜湯的效果。但我仍然會持續地服用蔬菜湯，因為它已經成為我生活的習慣。即使在製作上要花點時間，但是為了我的健康，相信這是值得的。

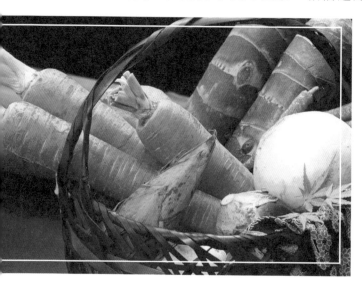

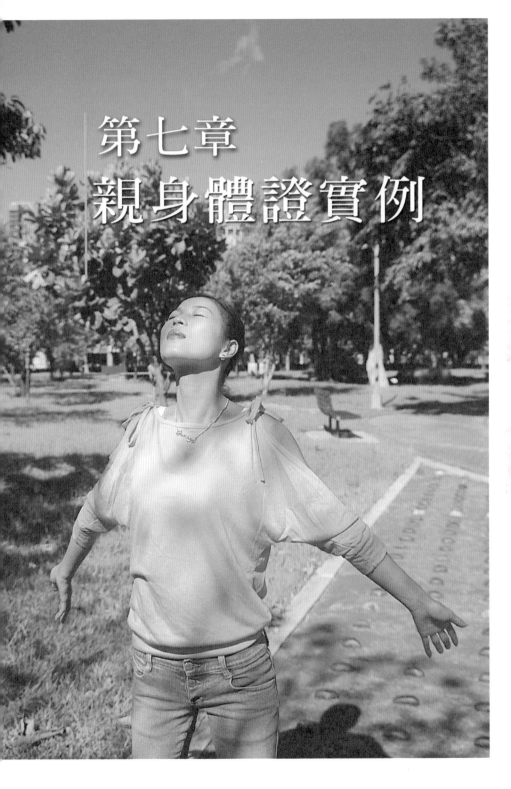

第七章

親身體證實例

頑固的便祕完全消失 　　　　　（台北張太太）

　　一直以來我跟大女兒就爲嚴重的便祕與畏冷症所苦。沒想到最後我倆卻都憑著喝「白蘿蔔茶」以及吃「白蘿蔔泥」的方式克服了嚴重的便祕症。

　　很可能是體質的關係吧？便祕一向纏著我不放，而且症狀相當地嚴重。便祕持續幾天後，腹部就會脹成像灌滿了空氣的氣球一般。

　　因爲肚子腫大時會感到非常不舒服，所以我只好在很不情願下服用瀉劑，維持通便。

　　但是身體器官總會有抗藥性，便祕藥只要服用幾次後就會無效，那就必須服用藥效更強的瀉劑。或許就是因爲如此，到最後不管是服用哪種瀉劑，我的便祕都還是不見效果，叫我感到非常地不安。

　　大約在半年前，我聽到表姐夫提起「白蘿蔔泥」與「白蘿蔔茶」的治病效果。他叫我試試這兩樣東西。我雖然不怎麼相信，但是當晚我還是做了「白蘿蔔泥」吃，隔天再做「白蘿蔔茶」飲用。

　　我在每天早上起床後，吃早飯前都要喝一碗「白蘿蔔茶」。喝了這種茶以後渾身都會感覺到很暖和，有時額頭甚至會冒出汗水呢！

　　此種發熱的狀態並非只發生於身體表面而已，甚至連

體內也會感到陣陣溫熱。逢到這種場合，我都會感覺到胃腸的機能特別良好，但是刺激性又不像瀉劑一般激烈，而是一種很溫和的感觸。

體內與體外都感到暖和

如此喝「白蘿蔔茶」大約一個月以後，我感覺肚子時常會小聲地咕咕鳴叫，而本來四、五天才上一次大號的習慣也慢慢地被打破了。逐漸由每四、五天一次變成兩、三天一次，終於每天都能夠按時上大號一次。

我在高興之餘，便每天都喝三次「白蘿蔔茶」。如此一來，時常發生的腹痛也漸漸消失了。

我的大女兒也常為便祕所苦。於是我便叫她一起吃「白蘿蔔泥」以及喝「白蘿蔔茶」，不過多久，不但便祕消失了，就連老毛病——氣喘也不再發作。

大女兒由於身體比較虛弱，之前時常在訴說渾身感到倦怠，沒想到最近再也不喊累了，而且臉色也變好了許多。

白蘿蔔含有很多木質素（食物纖維的一種），把白蘿蔔磨成泥狀後，只要它一接觸到空氣，「木質素」的量就會增加好幾倍，因此能夠調節腸內細菌的狀態，對改善便祕非常有幫助。

便祕不見，惱人的面皰消失了　　　　（台北周小姐）

　　我單槍匹馬到台北工作已經五年了。因為獨自一個人乏人照料，所以我一向很注重自己的健康。每天三餐我都會按時吃，早、晚飯更是一向都自己在家料理，而且時常吃一些所謂的健康食品。

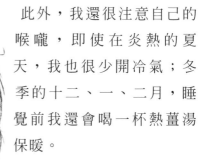

　　此外，我還很注意自己的喉嚨，即使在炎熱的夏天，我也很少開冷氣；冬季的十二、一、二月，睡覺前我還會喝一杯熱薑湯保暖。

　　雖然我是如此地注重健康，但卻老是趕不走便祕的毛病。為此我耗費了很大的精神和體力，卻仍然是每隔兩、三天才上一次大號。有時四、五天不上大號更是司空見慣的事。為此我感到苦惱不已，直到有人告訴我可以喝「香菇湯」。

我知道香菇含有很豐富的食物纖維，所以想來它對便祕必定有所幫助。因此我就趕緊做了「香菇湯」來試試。

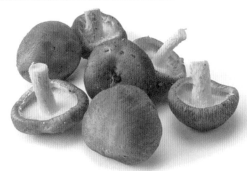

我是在早晨起床後，夜晚臨睡前各喝一杯香菇湯。想不到，僅僅才經過三天，我的肚子就會咕咕地鳴叫，且在隔天早晨就上了大號。從那一天起，我的便祕就消失了，每天都能夠按時上大號一次。

也可能是便祕痊癒，排出體內大量累積的老舊廢物吧？一向長在我臉上常住不走的面皰竟然逐漸地消失，乾粗的皮膚也變成細潤起來。

而且在身體脂肪率方面，只經過一星期就減少了0.5％，我認為這也是喝「香菇湯」使得新陳代謝轉好所帶來的結果。

吃胡蘿蔔糊減輕11公斤　　　　　（台北王老先生）

　　算算大概有二十年了吧，我每天都會吃兩小碗「胡蘿蔔糊」，藉此防止老化與肥胖。

　　我今年已經七十三歲，卻仍然在職場的第一線工作，體力絕對不輸給年輕人，我相信這都是持續吃「胡蘿蔔糊」帶來的好結果。我是在五十出頭時才開始吃「胡蘿蔔糊」的。當時的我身高177公分，體重卻有86公斤，超過標準體重約10%。而且我的膽固醇值為290（正常值為130～220），已經超出正常很多。

　　那時，我只是上下樓梯就會氣喘如牛，常常上氣不接下氣，而且還有不整脈及痛風等症狀。這無非都是由於肥胖所引起，一位心臟專科醫生便特地勸我減重。加上我聽說肥胖的人由於皮下、內臟脂肪太多的關係，萬一開刀的話會造成很大的阻礙，而開刀後，傷口的痊癒也很緩慢，所以我開始決心減重。

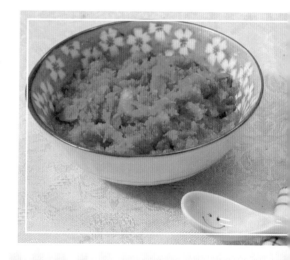

　　首先，我盡量使用自己的雙腳走路。同時，我在早晚兩餐前，

都不忘了吃一小碗「胡蘿蔔糊」。因為胡蘿蔔含有很豐富的維生素、礦物質以及食物纖維，能夠預防動脈硬化以及癌症的發生。

不整脈與痛風都獲得大改善

一小碗「胡蘿蔔糊」約70公克，而我每次都要加入少許醬油才吃，有時也會加一些炒熟的芝麻。如此吃「胡蘿蔔糊」四個月後，我就減輕了11公斤，本來86公斤的體重減到75公斤。

減了11公斤後，我不僅感覺到體力更為充沛，爬樓梯時也不再會氣喘。膽固醇值則降低到200，進入正常範圍，不整脈與痛風彷彿不藥而癒。

從此之後，我便持續地吃「胡蘿蔔糊」。或許就是因為如此，20多年來，我一直維持75公斤左右的體重，而且身體一直都很健康。

蔬菜湯讓我的肝炎兩個月就痊癒 （高雄傅先生）

我是在三年前開始接觸蔬菜湯，那時我因為患有Ｃ型肝炎，必須每週注射干擾素治療。但是注射干擾素後，反而令我的身體非常容易疲倦，而且不舒服。因此我一直想要尋找別種治療方法，好擺脫干擾素帶來的困擾。

一次偶然的朋友聚會中，聽到有人提及蔬菜湯的神奇功效之後，我便開始躍躍欲試，並向主治醫師提出要改用蔬菜湯療法，停止注射干擾素。雖然醫生並不贊成這種治療，但在我的堅持下，醫生便提出要我定期回醫院檢查的條件，以便追蹤並防止其中發生的任何變化。

此後，我便每個月都回醫院做一次血液檢查，想不到才三個月我就被告知肝功能指數已回復到正常值，我的主治醫師更是驚訝地一再詢問：「你真的只是飲用蔬菜湯嗎？」

此外，我太太因為從小就有鼻塞的問題，因此晚上常常難以成眠，而長大後又因過敏性鼻炎經常接受治療，但都沒有明顯的效果，近年來更陷入非常嚴重的狀態。沒想到在她跟著我一起飲用蔬菜湯後，約三個月就把困擾幾十年的鼻子問題治好了90％以上。

現在，我們每天都還是以飲用蔬菜湯及糙米茶來保養身體。長年來服用醫院的藥物沒有什麼好轉，沒想到才飲

用蔬菜湯不到三個月，就恢復了正常，真是令人難以相信。觀察周遭，每天能過得和我們一樣健康的人卻很少，因此我想把飲用蔬菜湯的經驗傳達給各位，希望對大家有所裨益。

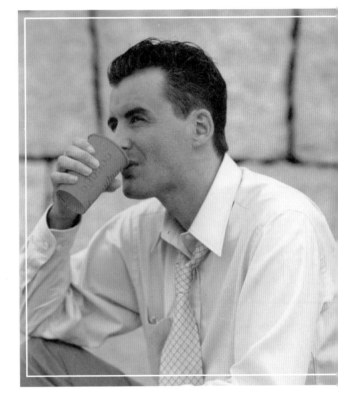

腦梗塞三週就消失 　　　　　　　　　（基隆余女士）

　　前陣子我發現很容易忘東忘西的，因此悲觀地認爲腦部可能產生障礙而感到非常不安。於是就到醫院接受所謂的MRI核磁共振檢查，做超音波斷層掃描、X光檢查等。

　　結果竟顯示出腦部接近腦幹部分的血管有部分阻塞，就是有所謂的腦梗塞疑慮。由於該部分與維持生命有直接的關係，因此嚴重的話可能攸關性命。而醫生又告知必須進行使用血管造影劑的X光檢查，但因聽說血管造影有危險性，頓時讓我感到不知所措。

　　就在此時，我聽說風行日本多時的蔬菜湯有非常神奇的療效，就開始嘗試飲用。因爲前次檢查時，醫生說我有腦梗塞的疑慮，所以在進行蔬菜湯療法的第三週後，我再次接受檢查。

　　沒想到結果竟顯示完全無異常，看不出有絲毫腦血管阻塞的狀況。醫生對於上次檢查出來的陰影也無法做出任何說明，僅以經過更精密的檢查後，並無發現異常來搪塞。但我認爲這是飲用蔬菜湯所產生的好效果，因此至今我仍持續地飲用蔬菜湯。

　　現在的我不僅過著健康的生活，就連以前常困擾我的高血壓也不可思議地安定下來，這完全都要感謝蔬菜湯的效果。

肝硬化因蔬菜湯而消失　　　　　　　（嘉義蔣先生）

　　自五年前起，我就因為肝臟的毛病出入醫院好幾次，最後甚至被診斷出有肝硬化的跡象，全家頓時陷入一片愁雲慘霧。直到因為某位長輩的建議，在兩年前我養成了喝蔬菜湯的習慣。

　　想不到飲用蔬菜湯才短短五個月，再度回醫院接受超音波斷層掃描檢查時，竟發現腫瘤的陰影已消失，令我與醫生都感到很驚訝。而我並沒有向醫生提及有在飲用蔬菜湯，且摒棄了醫院的藥物，但是有這樣好的結果，我和家人都非常地高興。

　　自從開始飲用蔬菜湯後，我沒有一天忘記飲用它。現在我已經加入當地的「肝友協會」，不僅分享我肝硬化恢復正常的經歷，更立志要把蔬菜湯介紹給更多需要的人。

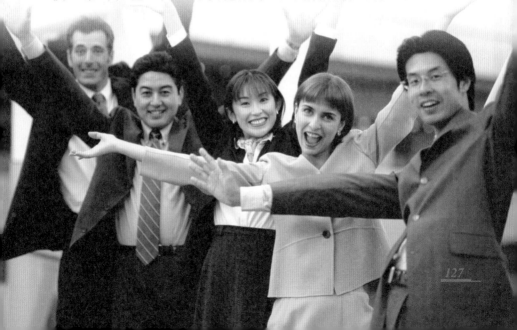

國家圖書館出版品預行編目資料

彩色圖解版元祖蔬菜湯強健法 / 李鴻奇編. --
初版. -- 新北市新店區 ： 世茂, 2009.03
　　面；　公分. --（生活健康系列 ； B339）

ISBN 978-957-776-974-9（平裝）

1. 食療　2. 蔬菜食譜　3. 湯　4. 健康飲食

418.914　　　　　　　　　　　98001253

生活健康系列 B339

彩色圖解版元祖蔬菜湯強健法

編　　者／李鴻奇
責任編輯／陳弘毅
出 版 者／世茂出版有限公司
發 行 人／簡玉芬
登 記 證／局版臺省業字第 564 號
地　　址／（231）新北市新店區民生路 19 號 5 樓
電　　話／（02）2218-3277
傳　　真／（02）2218-3239（訂書專線）
　　　　　　（02）2218-7539
劃撥帳號／19911841
戶　　名／世茂出版有限公司
　　　　　單次郵購總金額未滿 500 元（含），請加 50 元掛號費
酷 書 網／www.coolbooks.com.tw
排版製版／辰皓國際出版製作有限公司
印　　刷／祥新印刷公司

改版一刷／2009 年 3 月
三十二刷／2015 年 11 月

I S B N／978-957-776-974-9
定　　價／200 元

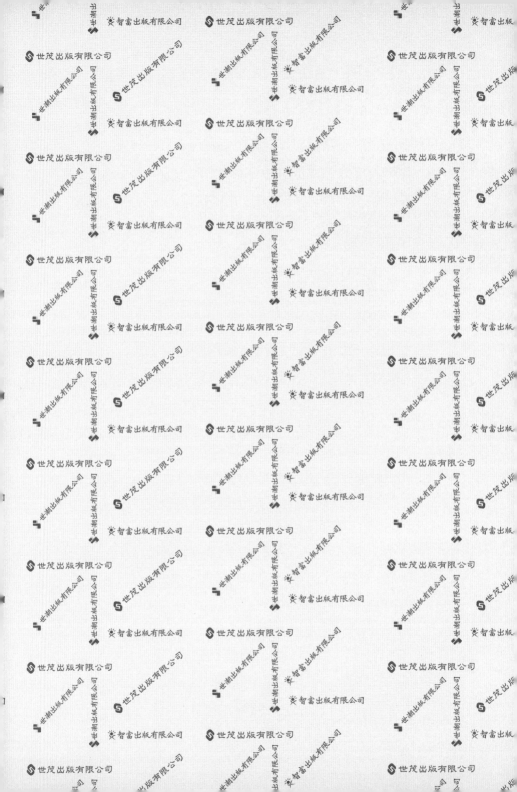